Les prostituées à la Salpêtrière et dans le discours médical

1850-1914

Une folle débauche

5-7, rue de l'Ecole polytechnique, 75005 Paris

http://www.librairieharmattan.com
diffusion.harmattan@wanadoo.fr
harmattan1@wanadoo.fr

ISBN : 978-2-296-12582-7
EAN : 9782296125827

Tiphaine Besnard

Les prostituées à la Salpêtrière et dans le discours médical

1850-1914

Une folle débauche

Préface de Lilian Mathieu

L'Harmattan

Historiques

dirigée par Bruno Péquignot et Denis Rolland

La collection "Historiques" a pour vocation de présenter les recherches les plus récentes en sciences historiques. La collection est ouverte à la diversité des thèmes d'étude et des périodes historiques.

Elle comprend deux séries : la première s'intitulant "Travaux" est ouverte aux études respectant une démarche scientifique (l'accent est particulièrement mis sur la recherche universitaire) tandis que la seconde, intitulée "Sources", a pour objectif d'éditer des témoignages de contemporains relatifs à des événements d'ampleur historique ou de publier tout texte dont la diffusion enrichira le corpus documentaire de l'historien.

Série Travaux

Daniel PERRON, *Histoire du repos dominical. Un jour pour faire société*, 2010.
Nadège COMPARD, *Immigrés et romans noirs (1950-2000)*, 2010.
Arnauld CAPPEAU, *Conflits et relations de voisinage dans les campagnes du Rhône au XIXe siècle*, 2010.
John WARD, *Placement et adoption des orphelins au Royaume-Uni (1870-1926). L'orphelin et ses anges gardiens*, 2010.
Jean-Pierre HIRSCH, *Vie de bistrot en Alsace. Lieux de loisirs et de sociabilité. 1844-1914*, 2010.
Michaël CULOMA, *La religion civile de Rousseau à Robespierre*, 2010.
Robert CHAPUIS, *Bourgogne/Franche-Comté : les relations ambi-guës entre deux régions sœurs et rivales*, 2009.
Pascale PELLERIN, *Les philosophes des Lumières dans la France des années noires : Voltaire, Montesquieu, Rousseau et Diderot, 1940-1944*, 2009.
Didier CHAUVET, *Georg Elsner et l'attentat du 8 novembre 1939 contre Hitler*, 2009.

À durtal. Ce livre est pour toi, puisse-t-il être une pierre contre l'édifice.

«Je déteste la psychiatrie parce qu'elle nourrit la soif de pouvoir de l'individu ; et parce que [...] elle porte en elle une multitude d'abus potentiels ».

Thomas Szasz, *L'Âge de la folie, l'histoire de l'hospitalisation involontaire psychiatrique à travers un choix de textes*, Paris, PUF, 1978, p. 121.

Préface

C'est dans une double filiation historique prestigieuse que s'inscrit le travail de Tiphaine Besnard. Celle-ci retrouve d'une part les terrains et les enjeux des *Filles de noce*, l'ouvrage magistral qu'Alain Corbin a consacré à la prostitution du XIXème siècle, mais également les questionnements de *La volonté de savoir*, ce livre par lequel Michel Foucault opérait la transition entre ses recherches antérieures sur l'enfermement et les dispositifs disciplinaires, et *L'histoire de la sexualité* à laquelle il allait se consacrer jusqu'à la fin de sa vie. Du premier, elle rejoint l'attention portée au réglementarisme, ce dispositif d'enregistrement et de contrôle à la fois policier et médical auquel les prostituées étaient tenues de se soumettre sous peine d'emprisonnement. Du second, elle retient le rôle majeur de la science médicale (ici tout spécialement psychiatrique) dans l'élaboration et la légitimation de discours stigmatisants, de traitements coercitifs et de pratiques carcérales à l'égard des jeunes femmes, dans leur écrasante majorité issues des classes populaires, qui gagnaient leur vie en se prostituant.

En s'intéressant au traitement psychiatrique des prostituées de la seconde moitié du XIXème siècle, Tiphaine Besnard s'inscrit pleinement dans la continuité de la réflexion foucaldienne sur l'articulation savoir/pouvoir. La connaissance à prétention scientifique que les aliénistes de l'époque prétendent détenir sur les prostituées, sur l'étiologie de leur conduite comme sur ses effets pathogènes, apparaît clairement indissociable des rapports de pouvoir qu'elle fonde et légitime. Rapports de classe, bien sûr, tant la médecine de l'époque peine à envisager les classes laborieuses autrement que comme des classes vicieuses, comme telles à surveiller et à sanctionner lorsqu'elles se révèlent rétives à tout redressement moral. Mais rapports de genre également, puisque c'est à une soumission du corps des femmes au contrôle masculin que visent tant l'institution psychiatrique que le système réglementariste. Ce contrôle est avant tout physique : qu'elles soient cloîtrées dans les maisons closes, enfermées dans les hôpitaux-prisons ou internées à l'asile, les prostituées doivent en permanence rester accessibles au regard et à l'auscultation des hommes, qu'ils soient policiers ou médecins. Mais il est aussi cognitif : le corps féminin est décrit, mesuré, enregistré, photographié, catégorisé, interprété, qualifié... dans l'objectif de se le rendre intelligible et, ce faisant, de le « domestiquer », *i.e.* de le rendre docile aux inquisitions et aux exigences sexuelles masculines. Sur ce plan, Tiphaine Besnard rejoint Elsa Dorlin lorsque celle-ci montre, dans *La matrice de la race*, comment l'opposition sain/malsain a été de longue date mobilisée par le savoir médical pour étudier et comprendre le corps des femmes. Elle la rejoint également dans son ambition de rendre compte de l'entrecroisement des logiques de domination, fondées concomitamment sur la classe, le genre et la « race » (appréhendée non seulement au travers du prisme colonial, mais également de la racialisation des couches populaires).

Contrairement aux apparences, ce n'est pas de la prostitution de la seconde moitié du XIXème siècle que traite principalement ce livre. Ou, plus exactement, celui-ci ne traite – mais c'est là que réside l'essentiel de son apport historique – que de la manière dont les hommes de l'époque dotés d'une autorité politique ou scientifique se représentaient et encadraient cette activité. En revanche, de la représentation que les prostituées du temps se faisaient de leur activité, de l'expérience qu'elles en avaient, des satisfactions ou des souffrances qu'elles en retiraient, l'historienne ne peut guère recueillir que des traces éparses et fragmentaires, toujours suspectes d'être biaisées par le regard masculin de celui qui les a mis en mots sous forme de rapport policier, de dossier médical ou de publication scientifique. C'est donc une appréhension de la prostitution du seul côté de ceux qui entendent la contrôler et la dominer, par la force de la coercition ou par celle du savoir, que livre cet ouvrage. Ce faisant, c'est la représentation que les dominants du monde social se font de celles et ceux qu'ils se pensent légitimes à se soumettre qui se révèle dans les écrits des aliénistes, hommes politiques et autres préfets qui constituent le matériau empirique que Tiphaine Besnard a étudié. Le résultat est, bien sûr, consternant, tant s'y étalent la bêtise satisfaite, l'arrogance imbécile, la cruauté sans complexe ou l'aveuglement idéologique – que l'on pense simplement à l'absurdité des descriptions et interprétations médicales de l'anatomie des prostituées (abordées dans la 2e partie) ou à la brutalité des « traitements » hydrothérapiques infligés aux aliénés au risque de les faire mourir (3e partie).

Il n'est pas certain non plus que l'intérêt de cet ouvrage soit purement documentaire, à même d'enseigner sur les aveuglements et les erreurs d'un passé que l'on souhaiterait définitivement révolu. Le détour historique qui nous est ici proposé produit en effet des échos très contemporains. Même si elle sait désormais euphémiser ses jugements de valeur, l'ambition de faire de la prostitution une pathologie mentale n'a pas pour autant disparu, de même que ne s'est pas émoussée, quand bien même elle saurait se faire plus compassionnelle, la prétention des classes dominantes à contrôler et à normaliser la sexualité (nécessairement) déviante qu'elles prêtent aux nouvelles classes populaires. N'ont pas disparu non plus – elles tendent au contraire à se renforcer – les pratiques policières coercitives, spécialement lorsqu'elles visent à l'expulsion des prostituées d'un espace public de plus en plus privatisé pour son seul usage par une bourgeoisie au puritanisme renouvelé. Les pages que Tiphaine Besnard consacre à la naissance de l'abolitionnisme sont de ce point de vue importantes, tant l'auteure montre que c'est à l'appui de schèmes politiques égalitaires et démocratiques – ceux partagés au sein du camp républicain – que s'est développée la critique des abus de pouvoir du réglementarisme, mais que cela ne l'a pas pour autant préservée d'un puritanisme étroit, avant tout soucieux de réhabiliter moralement les « débauchées » et à terme tout aussi stigmatisant pour elles. Cette ambiguïté constitutive de l'abolitionnisme – progressiste et féministe lorsqu'il conteste l'Etat et la domination masculine, mais incapable d'appréhender la sexualité autrement et ailleurs que dans le mariage hétérosexuel monogame – l'a rendu vulnérable devant les tentatives répétées (décrites par Corbin, Walkowitz ou plus récemment Chaumont) d'en faire un nouvel instrument de contrôle de la sexualité et de la mobilité des femmes. La leçon qu'il convient d'en tirer est que quelle que soit la sincérité de ses promoteurs, tout projet d'émancipation basé sur une condescendance de genre, de classe ou de « race » est inexorablement voué à l'échec.

Lilian Mathieu

Groupe de recherche sur la socialisation, CNRS

ENS de Lyon et Université Lyon 2

Sommaire

Sommaire

Introduction

La prostitution de rue occupe une place importante dans les questionnements moraux et politiques de la société parisienne, au XIXème comme au XXème siècle. L'importance de cette thématique se mesure au nombre impressionnant de publications qui ont pour sujet le commerce sexuel. Cette thématique médicale prend un sens particulièrement intéressant dans le contexte intellectuel propre au second XIXème siècle, en ce que, comme l'écrit Jacques Léonard :

« La médecine-science n'est jamais une spéculation isolable, elle est la médecine d'un contexte culturel. De même, la médecine-profession n'est jamais une réalité neutre, elle est la médecine d'un milieu socio-politique »[1].

En l'occurrence, le contexte culturel de l'époque est celui d'une vaste entreprise de classification des êtres humains en catégories définies par le genre, la classe et la race à partir des critères du sain et du malsain[2]. Selon cette classification médicale des individus, les prostituées, en tant qu'elles appartiennent à la classe populaire et à celle des femmes, se caractérisent essentiellement par le malsain, donc le pathologique. Cette définition a ceci de commode qu'elle permet la mainmise de l'institution médicale (et donc psychiatrique) sur ce groupe social et justifie la production théorique, les traitements thérapeutiques et les mesures coercitives qui les condamnent à une surveillance permanente et à un enfermement potentiel au nom de la protection de l'ordre social[3]. Dans cette optique, la Préfecture de police affirme, par

---

[1]Jacques Léonard, *La Médecine entre les savoirs et les pouvoirs,* Paris, Aubier, 1981, p. 8.

[2]Sur cette question, voir l'ouvrage issu de la thèse de doctorat d'Elsa Dorlin, *La Matrice de la race. Généalogie sexuelle et coloniale de la nation française*, Paris, La Découverte, 2006, 307 p. 8.

[3]Il faut entendre par « ordre social» 1° le maintien d'une paix sociale, qui se définit par l'absence de désordre sur la voie publique et l'absence de mouvements sociaux contestataires. 2° un fonctionnement de la société permettant un contrôle aisé de la

le biais d'une propagande efficace, que seules les prostituées qui ne respectent pas le règlement sont dangereuses pour la santé et l'ordre public, aussi celles qui ne s'y soumettent sont-elles, aussi sévèrement que légitimement, punies et réprimées.

L'objet historique de l'enfermement des femmes vénales est central dans les études d'histoire qui portent sur la prostitution au XIXème siècle, mais il concerne exclusivement leur emprisonnement en cas de maladie vénérienne ou d'irrespect du règlement[4]. C'est pour cela que les enfermements des

---

population et une rationalisation de sa force de travail basée sur trois injonctions : premièrement, l'injonction au labeur et sa glorification ; deuxièmement, l'injonction au modèle familial et conjugal légitimes ; troisièmement, l'injonction au sentiment national et à sa dévotion. 3° une certaine hiérarchie sociale qui distribue les individus selon leur classe sociale, leur genre et leur race, et dès lors, met les Noir·e·s au service des Blanc·he·s, les prolétaires au service des classes possédantes et les femmes au service des hommes. Cela étant accompagné d'une différence de morale, en ce que certains comportements tolérés chez les dominant·e·s sont interdits aux dominé·e·s. 4° Une forme d'eugénisme médical visant à faire disparaître toute forme de monstruosité et d'altérité de la société, soit par le biais de la médecine (encouragée par l'amélioration des connaissances scientifiques tendant à empêcher et mieux traiter les maladies et les déformations physiques), soit par le biais de l'enfermement dans une institution médicale (permis par le développement des asiles à l'époque moderne).

[4] Sur le réglementarisme à Paris, voir les ouvrages de : M. Bernard, « La réorganisation de la police sous le second Empire (18511858) : des bras infatigables », dir. P. Vigier, *Maintien de l'ordre et polices en France et en Europe au XIXème siècle*, Paris, Créaphis, 1987, p. 119-135. ; Érica-Marie Bénabou, *La Prostitution et la police des mœurs au XVIIIème siècle*, Paris, Perrin, 1987, 547 p. ; Jean-Marc Berlière, *La Police des mœurs sous la IIIème République*, Évreux, Seuil, 1992, 264 p. et « Police et libertés sous la IIIème République : le problème de la police des mœurs, *Revue historique*, Paris, PUF, p. 235275. ; Alain Corbin, *Les Filles de noces. Misère sexuelle et prostitution (XIXème et XXème* siècles), Paris, Flammarion, 1982 (1978), 496 p. ; Thuy-Lan Dao, *La Prostitution à Paris de 1871 à 1914 : étude juridique et étude sociologique*, thèse de doctorat en droit, Paris, 2003, 2 t., 245 p. et 608 p. ; Jill Harsin, *Policing prostitution in Nineteenth-century Paris,* Princeton, Princeton university press, 1985, XXV-417 p. ; Gabrielle Houbre, *Le Livre des courtisanes. Archives secrètes de la police des*

prostituées à la Salpêtrière restent ignorés par les historien·ne·s, et qu'ils restent absents de l'historiographie[5]. Tandis que les études historiques sur la psychiatrie en général au XIXème siècle, et sur la Salpêtrière en particulier, sont dominées par les fameuses et spectaculaires hystériques de Jean-Martin Charcot[6], à l'exception de la recherche menée par Yannick Ripa[7] qui ne traite pas spécifiquement des prostituées. Nos recherches ont donc pour fonction de combler le manque historiographique concernant le placement d'office des filles publiques à la Salpêtrière et le discours psychiatrique qui l'accompagne entre 1850 et 1914[8].

---

mœurs (1861-1876), Paris, Tallandier, 2006, 637 p. ; *La Prostitution des mineur(e)s au XXème siècle*, Revue d'histoire de l'enfance « irrégulière », n°10, Roubaix, ENPJJ, 2008, 243 p. ; Christelle Taraud, *La Prostitution coloniale. Algérie, Tunisie, Maroc, 1830-1962*, Paris, Payot, 2003, 495 p.

[5] L'histoire de la mise en asile des femmes au XVIIIème siècle est en revanche bien connue comme le prouve cette bibliographie indicative : Érica-Marie Bénabou, *La Prostitution.., op. cit.* ; Jean-Pierre Carrez, *Femmes opprimées à la Salpêtrière de Paris (1656-1791),* Paris, Editions Connaissances et Savoirs, 2005, 320 p. ; Henry Légier-Desgranges, « À la maison de force de la Salpêtrière. Prisonnières pour "fait de religion" », *Bulletin d'information et de documentation de l'Assistance Publique de Paris*, n°12, 1951, p. 27-40. ; et « De la Salpêtrière au Mississipi », *Bulletin d'information et de documentation de l'Assistance Publique de Paris*, n° 6, mars 1951, p. 55-57 et n°7, avril 1951, p. 49-58. ; Dora B. Weiner, « Les femmes de la Salpêtrière : 3 siècles d'histoire hospitalière parisienne », Gesnerus, 1995, n° 52, p. 20-29.

[6] Georges Didi-Huberman, *Invention de l'hystérie. Charcot et l'iconographie photographique de la Salpêtrière*, Paris, Macula, 1982, 303 p. ; Nicole Edelman, *Les Métamorphoses de l'hystérique. Du début du XIXème siècle à la Grande Guerre*, Paris, La Découverte, 2003, 344 p. ; Mark S. Micale, *Approaching hysteria. Disease and its interpretations*, Princeton, Princeton University Press, 1995, 327 p.

[7] Yannick Ripa, *La Ronde des folles. Femme, folie et enfermement au XIXème siècle (1838-1870)*, Paris, Aubier, 1986, 216 p.

[8] Citons cependant l'article de Guillaume Périssol qui concerne un prostitué : « Des couloirs du métro à l'hôpital psychiatrique : la trajectoire d'un jeune prostitué parisien en 1946 », La Prostitution des mineur(e)s au XXème siècle, *Revue d'histoire de l'enfance « irrégulière »*, n°10, Roubaix, ENPJJ, 2008, p. 97-115.

Les sources qui ont été utilisées pour ces recherches sont celles des Archives de la Préfecture de police, des Archives publiques des Hôpitaux de Paris et les écrits publiés par les médecins. Les premières concernent principalement les registres d'entrées au dépôt, les dossiers sur les aliéné·e·s[9] et les dossiers de la police des mœurs sur la prostitution[10]. Les secondes sont constituées des registres d'entrées et d'observations médicales de la Salpêtrière[11]. Les dernières comprennent tous les ouvrages médicaux sur la prostitution et les prostituées, la traite des Blanches et l'abolitionnisme, la sexualité, les différentes formes d'aliénation mentale (la manie, l'alcoolisme, l'hystérie, la monomanie, le délire des grandeurs et la lypémanie), le traitement des personnes aliénées et les traités de sexologie.

Il faut préciser qu'une ordonnance du 20 avril 1684 destine la Salpêtrière à recevoir, entre autres groupes de femmes, les prostituées. Cette pratique est interdite en 1791 par la Constituante et ne fera plus jamais l'objet de mesures législatives. Cela explique que le placement en asile des filles soumises ne soit jamais mentionné dans les documents qui traitent du règlementarisme (les archives policières et certains écrits de médecins), mais complique grandement les recherches sur le sujet. Cette difficulté est renforcée par le fait que les registres du dépôt des aliéné·e·s, dont on pourrait penser qu'ils contiennent des informations propres à expliquer les motivations d'un Préfet à demander le placement de certaines

---

[9] C2A : dépôt de la préfecture de police de Paris et salle Cusco de l'Hôtel-Dieu. N°1 à 20 : écrous des femmes. EB/87 : dépôt de la Préfecture de police. DB/218-219-220-221-222-223 : aliéné·e·s.

[10] BM2/3-14-39 : arrestation des filles de débauches et maisons de tolérance. DA/122-222 et suivants : dispensaire de salubrité et service des mœurs. DB/407-408-412 : prostitution des mineur·e·s, racolage, traite des blanches, jurisprudence.

[11] 1Q2 : Registres d'entrée à la Salpêtrière, 1849-1914 ; 6Q2 : Registres d'entrées des aliénées d'office à la Salpêtrière, 1836-1916 ; 6Q3 : Registre d'entrées des folles idiotes et crétines de la Salpêtrière, 1845-1895 ; 6Q4 : Registre d'entrées des aliénées d'office et volontaire de la Salpêtrière, 1896-1921 ; 6R : Registre d'observations médicales de la Salpêtrière, 1804-1922.

filles soumises dans un établissement psychiatrique, ne sont en fait d'aucune aide puisque les professions des aliénées enregistrées au dépôt de la Préfecture de police ne sont pas indiquées. Aussi cette pratique resterait-elle inconnue des chercheur·e·s qui ne seraient pas allés consulter les registres de la Salpêtrière, et dont l'attention n'aurait pas été attirée par la fréquence des placements d'office de prostituées portant la mention « débauche » dans les années 1860.

Il s'agit, dans le développement qui va suivre, de poser la question de savoir s'il est possible de faire un lien entre le réglementarisme et les internements à la Salpêtrière. Il est donc nécessaire de considérer les conditions d'exercice sociales et politiques du placement d'office des femmes vénales, et d'interroger les raisons déterminant cette association médico-policière qui institue un retour à certaines pratiques conformes à l'ordonnance de 1684, en dépit de son abrogation datant de plus de 150 ans. Exposer l'existence d'une proximité idéologique, institutionnelle et géographique entre le traitement des prostituées et celui des personnes dites aliénées formera le point de départ de ma réflexion et un commencement de réponse. Cet aspect légal sera complété par l'examen croisé des caractéristiques attribuées aux femmes vénales et aux folles ; caractéristiques dont il faudra déterminer à la fois la parenté et la susceptibilité à constituer des motifs d'enfermements. En somme, ce travail est une histoire politique des sciences, influencée par la démarche philosophique et historique de Michel Foucault et par ses conceptions de la société. Dans cette optique les institutions sociales qui concernent mes recherches, soit la médecine, la psychiatrie et la Préfecture de police, ont été appréhendées pour la place qu'elles occupent dans les enjeux et les rapports de pouvoir constitutifs de la France du XIXème siècle. Si je me suis attachée à démontrer avant tout leurs effets coercitifs et normatifs sur la classe des femmes, cette univocité est un parti-pris assumé qui vise à la concision de mon propos et ne doit pas occulter l'existence de crises dans l'histoire de ces institutions. Ces moments critiques sont d'ailleurs très instructifs en ce qu'ils mettent à jour les stratégies qui visent au maintien de l'ordre social.

Les termes employés ici pour faire référence à la prostitution sont ceux de : commerce vénal, profession de prostituée et métier de prostituée. J'ai fait ce choix pour deux raisons : premièrement, la question de savoir si la prostitution est un métier ou ne l'est pas ne se pose pas au XIXème siècle telle qu'aujourd'hui[12]. Les sources que j'ai utilisées considèrent la prostitution comme une activité rémunérée, identifiée par les expressions : industrie, profession et métier ; aussi ai-je fait le choix d'employer ce lexique. Deuxièmement, parce que le contenu de ce livre est résolument politique et que j'ai opté pour le positionnement idéologique qui est celui des mouvements de *sex workers*[13] depuis les années 1980. En cela j'ai souhaité respecter la démarche de faire reconnaître leur activité en tant que travail, et ce, dans une perspective historique ; étant entendu que « l'absence de reconnaissance du travail sexuel en tant que profession à part entière a des répercussions graves sur les conditions de travail des travailleuses du sexe »[14].

J'ai également pris le parti de me placer dans le cadre théorique propre au féminisme matérialiste, tel que développé par Monique Wittig[15], selon lequel la différence entre les

---

[12] Sur ce débat, voir par exemple les ouvrages de L. Brünott, « La Prostitution comme travail », *Déviance et Société,* 1986, vo. 10, n°3, p. 293-297. ; Yolande Geadah, *La Prostitution, un métier comme un autre ?* Montréal, VLB, 2003. ; Deborah Satz, « Markets in Women's Sexual Labor », *Ethics,* n°106, p. 63-85, 1995. ; P. Vieille, « Pour un statu social des « travailleurs sexuels », Plaidoyer pour une politique néo-réglementariste du traitement de la prostitution », *Revue de droit pénal et de criminologie*, 78ème année, février 1998, p. 172-205.

[13]C'est la théoricienne et travailleuse du sexe Carol Leigh qui invente le terme « sex work », lors d'une conférence donnée en 1980 à San Francisco. Celui-ci fait autorité aujourd'hui dans le militantisme anglo-saxon. Voir Carol Leigh "Inventing Sex Work", dir. Jill Nagle, *Whores and Other Feminists*, NewYork, Routledge, 1997, p. 223-231.

[14]Déclaration des droits des travailleuses du sexe, article VII, rédigée à Bruxelles lors de la Conférence Européenne des travailleuses du sexe en octobre 2005. Voir également : Pheterson Gayle dir., *A Vindication of the Rights of Whores*, Seattle, Seattle Press, 1989. ; Carol Leigh, « In Defence of Prostitution: Prostitutes Debate their "Choice" of Prostitution », *Gauntlet*, vol. 1, n°7, 1994.

[15]Monique Wittig, *La Pensée straight,* Paris, Amsterdam, 2005, 119 p. Voir également Christine Delphy, « Pour un féminisme matérialiste », L'Arc, n°6, 1975 et Collette Guillaumin, « Race et Nature : Système des marques, idée de groupe naturel et rapports sociaux », *Pluriel*, n°11, 1977.

hommes et les femmes est une différence de classe qui ne fait pas appel à une différence de nature. Ceci, dans le but, premièrement, d'échapper à une naturalisation de l'histoire qui ferait comme si les « hommes et les femmes avaient toujours existé et existeront pour toujours » ; et deuxièmement, de pourfendre le binarisme du concept de genre en révélant son substrat hétérosexuel et donc politique en ce que « toute différence fondamentale (y compris la différence sexuelle) [...] qui se constitue en concepts d'opposition est une différence d'ordre politique, économique et idéologique »[16]. Aussi les expressions « classe de femmes » et « classe d'hommes » seront-elles employées à la place des catégories H/F qui n'ont de sens « que dans le système de pensée et les systèmes économiques hétérosexuels »[17] et qui, en cela, ne permettent pas la mise en question idéologique de ce système, ni partant, l'écriture de son histoire[18].

---

[16] L'auteure précise que « la catégorie de sexe est une catégorie politique qui fonde la société en tant qu'hétérosexuelle », *id.* p. 38.

[17] *Id.*, p. 61.

[18] Sur l'histoire de l'hétérosexualité, voir Jonathan Ned Katz, *L'Invention de l'hétérosexualité*, Paris, Epel, 2001, 236 p. ; Louis Georges Tin, *L'Invention de la culture hétérosexuelle*, Paris, Autrement, 2008, 201 p.

Première partie

LE RÔLE DE L'IDÉOLOGIE BOURGEOISE[19] DANS LA SURVEILLANCE ET L'ENFERMEMENT DES PROSTITUÉES ALIÉNÉES

[19]Nous avons fait le choix lexical d'utiliser le terme « idéologie » suivant l'acception de Michel Blay selon laquelle l'idéologie est une notion qui relève à la fois de la théorie de la connaissance et de la philosophie politique. En d'autres termes les conceptions propres à une idéologie sont indissociables d'un engagement et d'un programme politique. Michel Blay, « Idéologie », *Dictionnaire des concepts philosophiques*, Paris, Larousse, 2006, p. 393. Nous utilisons ce terme ici pour caractériser et mettre en question les effets d'un type de discours propre à une classe sociale, la bourgeoisie, en ce que « la classe qui dispose des moyens de la production matérielle dispose, du même coup, des moyens de la production intellectuelle, si bien que, l'un dans l'autre, les pensées de ceux à qui sont refusés les moyens de la production intellectuelle sont soumises du même coup à cette classe dominante », Karl Marx et Friedrich Engels, *L'Idéologie allemande*, Paris, Éditions Sociales, 1974, p. 86.

POLICE SANITAIRE ET MÉDECINE DES MŒURS : LA RÉGLEMENTATION DE LA PROSTITUTION À PARIS ET LE TRAITEMENT DES ALIÉNÉES

Chapitre premier

I- Le système français : l'inscription et le fichage à la Préfecture de police

Les prostituées parisiennes sont sujettes à des mesures spéciales pendant toute la période qui nous intéresse et qui va du Second Empire à la Première Guerre mondiale. Ces mesures émanent de la Préfecture de police de Paris mais sont autant médicales que policières. La nécessité de la réglementation du commerce sexuel dans la politique française se mesure en considérant l'empressement avec lequel les colons français ont mis en place en Afrique du Nord un système analogue à celui de la métropole[20]. Cette vaste entreprise de réglementation est appelée par les auteur·e·s de l'époque comme par les historien·ne·s « système réglementariste » ou « système à la française ». Ce thème étant bien connu des historie·ne·s[21], il n'en sera dit que ce qui est nécessaire à la compréhension de notre sujet.

---

[20]Ainsi, le premier dispensaire est-il créé à Alger le 11 août 1830, soit très rapidement après la conquête de la ville, et fait suite à l'instauration du règlementarisme. À ce sujet, voir Christelle Taraud, *La Prostitution coloniale..., op. cit.*

[21] Sur le règlementarisme à Paris, voir la note n°4.

Les premières réglementations de la prostitution à Paris datent, selon le docteur Louis Fiaux[22], de 1802. Elles portent sur la création de la police des mœurs, l'inscription[23] des filles publiques sur un registre spécial et l'instauration de pénalités administratives (amendes et peines de prison) en cas d'irrespect du règlement. Ce règlement figure sur les cartes qui sont remises aux filles publiques inscrites appelées « soumises ». Différents règlements sont émis par la Préfecture à partir du Consulat et surtout après la Monarchie de Juillet. L'inscription des prostituées consiste à recueillir le maximum d'informations sur les femmes dites « de débauche » et à les conserver dans de grands registres tenus à jour par les agents. Ces informations servent aux policiers lorsqu'ils ont besoin d'effectuer des arrestations, et sont utilisées par les médecins et les observateurs sociaux pour la production de statistiques et d'ouvrages sur la prostitution[24].

---

[22]Louis Fiaux, *Les Maisons de tolérance. Leur fermeture*, Paris, Georges Carré, 1892, V-394 p. Érica-Marie Bénabou considère, quant à elle, que les premières traces de surveillance des femmes galantes datent des remaniements de la police, opérés sous la lieutenance de Nicolas-René Berryer de Ravenoville, en 1747. Voir *La Prostitution ..., op. cit.*, chapitre II.

[23]R. Decante cite dans son ouvrage une notice administrative de 1864 toujours en vigueur en 1909 selon lui : « toute femme qui se livre notoirement à la prostitution publique est réputée fille publique et enregistrée comme telle, soit sur sa demande, soit d'office. La mesure de l'enregistrement consiste dans l'inscription sur un registre particulier destiné à cet usage des noms et des prénoms de la fille publique, de son pays, de sa demeure et de sa profession antérieure. [...] L'enregistrement est presque toujours volontaire. On n'y procède d'office qu'à l'égard du petit nombre des femmes qui, livrées manifestement à la débauche, déjà arrêtées plusieurs fois pour fait de prostitution ou atteintes de maladies contagieuses, refusent de se soumette à des mesures auxquelles il est du devoir de l'autorité de les assujettir dans l'intérêt de l'ordre et de la santé publique », dans *La Lutte contre la prostitution*, Paris, Giard et Brière, 1905, p. 116.

[24]Si l'on en croit Charles-Jérôme Lecour, il y a 26 services spéciaux au sein de la police municipale. Le deuxième bureau de la 1ère division du service des mœurs de la police municipale s'occupe de la surveillance et de la répression de la prostitution publique. Cette division a pour but d'assurer « la protection de la sûreté publique », Charles-Jérôme Lecour, *La Campagne contre la Préfecture de police.*

Le service des mœurs et les agents qui y travaillent sont placés sous la direction du Préfet de police[25] dont les fonctions et le pouvoir sont à la fois très importants et très étendus. Ce pouvoir est augmenté par le cumul autorisé de la fonction préfectorale avec le mandat de député. Les Préfets du Second Empire et de la III*ème* République se trouvent être, de cette façon, des hommes politiques et des chefs de police en relation directe avec l'institution judiciaire. Ainsi la surveillance dont font l'objet les femmes vénales participe-t-elle de cette vaste entreprise de recueillement d'informations sur la population parisienne, et apparaît-elle comme servant directement les intérêts politiques du Préfet en place.

Si ces femmes ne sont pas toujours, en elles-mêmes, intéressantes à surveiller, leurs fréquentations le sont aux yeux de la Préfecture. En effet, les prostituées de la classe laborieuse ont la particularité dangereuse, à la différence des femmes ouvrières, de pouvoir fréquenter des hommes appartenant à toutes les classes sociales ; et partant, de faire figure de véritable « cheval de Troie »[26] du prolétariat, diffusant les maladies et l'immoralité dans les maisons bourgeoises[27]. En

---

Envisagé surtout au point de vue du Service des mœurs, Paris, Asselin, 1881, p. 35.

[25]La magistrature du Préfet de police est l'œuvre du gouvernement consulaire. Elle date du 12 messidor an VIII (Ier juillet 1800). Le Préfet est chargé, sous l'autorité du Ministre de l'Intérieur, de tout ce qui est relatif au régime administratif et économique des prisons, des maisons de dépôt et d'arrêt, des maisons de justice, de force, de correction, de détention et de répression situées dans le département de la Seine. Sa qualité d'officier de police judiciaire, adjointe à ses fonctions par l'article 10 du Code d'instruction criminelle, lui permet de faire tout ce qui lui paraît nécessaire pour constater les crimes, délits et contraventions et de livrer leurs auteur·e·s aux tribunaux compétents. Son autorité s'étend sur tout le département de Seine-et-Oise. Voir Nathalie Bayon, « Personnels et services de surveillance de la Préfecture de police : de la constitution des dossiers de surveillance à la mise en forme du politique (1870-1900) », *Cultures et Conflits*, n°59, 1/2004, p. 83-98.

[26]Nous empruntons cette expression à Alain Corbin dans *Le Temps, le désir et l'horreur : essais sur le XIXème siècle*, Paris, Aubier, 1991, p. 83.

[27]Simone Delattre écrit à ce sujet : « par le biais des plaisirs de l'ombre, l'élite peut en outre se trouver atteinte, puisque les besoins du

raison de cette particularité, certains agents des mœurs ont pour habitude de soutirer, contre la promesse d'une protection réelle ou illusoire[28], des informations aux prostituées sur des criminels ou des voleurs cachés dans les bouges de la capitale, sur les secrets des hommes influents[29] ou sur les discussions politiques dans les cafés. Ainsi, une note adressée au chef de la police municipale datée du 31 octobre 1872 prescrit-elle :

« De faire connaître aux maîtresses de maisons de tolérance d'avoir à se conformer aux règlements qui leur prescrivent d'informer par urgence de tous événements qui se passent dans leurs maisons, ou même au-dehors par le fait de leurs pensionnaires »[30].

En somme, le règlementarisme peut se définir par ses effets de surveillance des prostituées et de leurs clients, en ce que cette surveillance constitue la condition *sine qua non* de la tolérance du commerce sexuel.

---

corps incitent à l'abolition des cloisons sociales », *Les Douze heures noires. La nuit à Paris au XIX*ème *siècle*, Paris, Albin Michel, 2000, p. 400.

[28]Arnaud Villette rapporte les propos d'une fille vénale au sujet d'un agent des mœurs faisant profession de souteneur, volant les filles publiques et les obligeant à avoir des rapports sexuels avec lui en échange de leur liberté. *Du Trottoir à Saint-Lazare. Étude sociale de la fille à Paris*, Paris, Librairie universelle, 1907, II-284 p.

[29]Gabrielle Houbre insiste, dans son introduction au *Livre des Courtisanes*, sur le fait que les dossiers individuels des femmes galantes de la Préfecture de police (APP, BB1) sont riches en informations sur « les personnalités en vue de la politique, de la diplomatie, de l'armée, du négoce et de la finance, de la justice, de la haute fonction publique, des arts et spectacles, de la presse, sans oublier quelques dizaines de notabilités russes, turques, anglaises, nord et sud-américaines », *Le Livre des courtisanes..., op. cit.*, p. 21.

[30]Archives de la Préfecture de police de Paris, DA/232 : Affaire de mœurs.

Les prostituées au service de la morale

La prostitution est donc tolérée tant qu'elle ne met en péril ni l'ordre public, ni la santé des hommes[31], et, partant, celle de la Nation. Le docteur Fodéré soutient à ce sujet que « puisqu'il faut donc nous prendre tels que nous sommes, le grand art de la législation consiste à faire en sorte que les vices qui en résultent, soient les moins dangereux possible à l'ordre social »[32]. Le système règlementariste présente donc comme vocation première et officielle d'éviter la propagation des maladies vénériennes chez les hommes par le biais des prostituées, au moyen de l'emprisonnement de celles qui en souffriraient ; en vertu de l'ordonnance du 6 novembre 1778 qui impose la réclusion de la malade, par voie administrative, à titre de mesure disciplinaire, d'action préventive et en vue d'un traitement médical[33].

Le discours règlementariste comporte deux prémisses. La première est celle qui consiste à considérer qu'il existe une frustration sexuelle chez les hommes pour 3 raisons : 1° l'existence d'un désir sexuel masculin, par nature, puissant et incoercible[34] ; 2° le déséquilibre démographique qui existe entre les hommes célibataires et les femmes célibataires ; 3° le

---

[31]Le docteur Diday écrit en 1874, avec une logique utilitariste étonnante, que la police des mœurs veille « à ce que la marchandise livrée ne soit pas d'une nature préjudiciable à la santé du consommateur », *Nouveau système d'assainissement de la prostitution*, Paris, Masson, 1874, p. 6.

[32]Fodéré, «Prostitution », *Dictionnaire des sciences médicales*, t. XLV, Paris, Panckoucke, 1820, p. 482.

[33]La loi du 22 juillet 1791 prévoit quant à elle des peines sévères contre les prostituées dont la santé n'est pas garantie, mais ce n'est que vers 1798 qu'apparaît l'idée de soumettre les prostituées à une visite sanitaire. Alexandre Jean-Baptiste Parent-Duchâtelet, *De la Prostitution dans la ville de Paris, considérée sous le rapport de l'hygiène publique, de la morale et de l'administration*, Paris, Baillière, 1837 (1836), t. 2, chapitre XVI.

[34]Pour le docteur Bosredon, la prostitution est inévitable parce que les hommes sont soumis à l'impétuosité de la nature qui les pousse à perpétuer l'espèce et « s'impose comme un besoin en quelque sorte irrésistible », Romain-Désiré-Léon Bosredon, *Péril vénérien et prostitution*, thèse pour le doctorat en médecine, Bordeaux, Gounouilhou, 1906, p. 10.

mariage tardif qui contraint tout un « ghetto de célibataires », pour reprendre l'expression d'Alain Corbin, à un célibat forcé[35]. La seconde prémisse postule premièrement, que la vertu des femmes appartenant à la bourgeoisie a plus de valeur que celle des femmes appartenant aux classes populaires ; et deuxièmement, que les femmes et filles de la bourgeoisie ne sont pas des partenaires sexuelles pour les hommes mais uniquement des épouses, des mères et sœurs chastes. Il en découle la croyance selon la quelle les femmes du peuple peuvent être sacrifiées au soulagement du désir des hommes pour la sauvegarde de l'ordre moral. Dans cette perspective, les filles publiques font office d'« égout séminal », selon le mot fameux d'Alexandre Jean-Baptiste Parent-Duchâtelet. En effet, les réglementaristes se servent de la maxime augustinienne : « supprime les prostituées, les passions bouleverseront le monde ; donne-leur le rang de femmes honnêtes, l'infamie et le déshonneur flétriront l'univers »[36] et la répètent pendant tout le XIXème siècle, affirmant tel A. J.-B. Parent-Duchâtelet que les prostituées « contribuent au maintien de l'ordre et de la tranquillité dans la société »[37].

Veillant au maintien de cette hiérarchie morale, la Préfecture de police se voit dans l'obligation d'« autoriser ce [qu'elle craint] de ne pouvoir empêcher, [et à] remplacer tout simplement la prohibition par une approbation »[38] puisque « les prostituées [sont] aussi inévitables, dans une agglomération d'hommes, que

---

[35]Voir à ce sujet les livres d'Alain Corbin, *Les Filles de noces..., op. cit.,* p. 275-314 et Marie-Anne Sohn, *Du premier Baiser à l'alcôve. La sexualité des Français au quotidien (1850-1950)*, Paris, Aubier, 1995, 310 p.

[36]Saint-Augustin, *De Ordine,* lib Iin cap Ivn § 12.

[37]*De la Prostitution dans la ville de Paris, op. cit.,* t. 2, p. 512. La croyance persiste toujours, un demi siècle plus tard, si l'on en croit le docteur Mireur : « la prostitution est indispensable au maintien de l'ordre et de la tranquillité publique. Sans elle, oui, sans cette honteuse mais fatale plaie de l'humanité, la pureté des mœurs ne tarderait pas à disparaître et l'ordre social à être bouleversé », *La Syphilis et la prostitution dans leurs rapports avec l'hygiène, la morale et la loi*, Paris, Masson, 1888 (2de édition), p. 213-214.

[38]APP, DB 412 : *Rapport au nom de la 2e commission sur la prostitution et la police des mœurs*, présenté par A. Mithouard devant le Conseil municipal, 1904, p. 13.

les égouts, les voiries et les dépôts d'immondices »[39]. Parent-Duchâtelet écrit :

« Si, malgré les lois, malgré les peines, malgré le mépris public, malgré la brutalité dont elles sont souvent les victimes, malgré des maladies affreuses […] il existe partout des filles publiques, n'est-ce pas une preuve évidente qu'on ne peut les empêcher, et qu'elles sont inhérentes à la société ? »[40]

En dépit de la volonté des auteurs d'expliquer la permanence du commerce sexuel par des raisons socio-psychologiques[41], certains témoignages de filles publiques permettent d'envisager différemment leur choix. Dans l'étude sur des femmes russes qui travaillent comme prostituées, réalisée par Pauline Tarnowsky, on en trouve certaines qui se complaisent dans cet état « *et ne désirent pas changer* »[42]. L'auteure avoue même que le nombre de femmes qui retournent à la prostitution, quand on a tenté de les y soustraire, est si important qu'il fait douter de la pertinence de l'explication de la prostitution par la seule misère[43]. En outre, l'anthropologue cite les paroles d'une jeune

---

[39]A. J.-B. Parent-Duchâtelet, *De la Prostitution ..., op. cit.*, t. 2, p. 513. Le docteur Duchesne de l'administration coloniale en Algérie française partage cet avis lorsqu'il écrit : « tous ont reconnu que [la prostitution était] une nécessité malheureuse à laquelle il fallait se soumettre » et que l'administration coloniale « sentit que, dans l'intérêt de la santé du soldat et des arrivants attirés à Alger par l'espoir d'y faire fortune, on devait réglementer la prostitution. A. Duchesnes, *La Prostitution dans la ville d'Alger depuis la conquête*, Paris, Baillière, 1853, 231 p. 9 et 21.

[40]A. J.-B. Parent-Duchâtelet, *De la Prostitution ..., op. cit.*, t. 2, p. 528.

[41]« Ces causes [la paresse et l'indolence inhérentes à la nature féminine, et qui mènent à la prostitution] sont singulièrement vivifiées par les conditions sociales de la vie moderne. L'indécence et la promiscuité dans la famille ouvrière [...]. Lorsque les filles sont de naissance illégitime, on conçoit que leur chute soit plus rapide et plus complète encore », écrit Charles Virmaître, *Paris impur. Les Maisons de rendez-vous*, Paris, A. Charles, 1889, p. 7.

[42]Pauline Tarnowski, *Étude anthropométrique sur les prostituées et les voleuses*, Paris, Progrès médical, 1889, p. 3.

[43]Ceci ne doit pas laisser penser que Pauline Tarnowsky considère pour autant que le travail sexuel peut faire l'objet d'un choix, bien au

femme qui justifie sa préférence pour le travail dans une maison close de cette façon :

« Mais que voulez-vous ? Le travail des champs me semble trop pénible, et puis ici, la maîtresse est une si brave femme et je me plais chez elle. D'ailleurs la vie ici est bien plus facile que dans notre village »[44].

Charles Jérôme Lecour, chef de la brigade des mœurs dans les années 1870, constate également que le recours à une sexualité vénale s'impose comme une évidence pour certaines femmes du peuple, lorsque le travail vient à manquer ; ou qu'il n'est pas suffisamment rémunérateur : « la misère ne les effraye pas parce qu'elles ont la mendicité, et le libertinage répugnant qui les attend ne leur inspire aucune crainte »[45]. Cette pratique peut même parfois s'inscrire dans un mode de vie et faire l'objet d'un choix mûrement réfléchi, comme c'est le cas de cette jeune mariée :

« Mon mari est travailleur... Avant notre mariage nous nous étions assigné une somme à amasser... C'est d'accord avec lui que je me livrais à la prostitution... Il nous fallait de l'argent... Il travaillait tant qu'il pouvait... Maintenant que nous voici mariés, nous allons tâcher de nous établir »[46].

Le règlementarisme : un système qui entérine les différences de classes sociales et de classes de sexes

* Un système classiste

Le discours qui constitue notre corpus (les archives médicales et policières) participe de l'idéologie bourgeoise telle que nous l'avons définie, soit un ensemble de connaissances

---

contraire, puisque les explications sociales qu'elle nie sont remplacées par des explications biologico-pathologiques.

[44]Pauline Tarowsky, *Étude anthropométrique..., op. cit.*, p. 8.

[45]Charles Jérôme Lecour, *La Prostitution ..., op. cit.*, p. 173.

[46]*Id.*, p. 175.

théoriques et pratiques mis au service d'une politique. En étudiant les règlements de police nous constatons que les prostituées se définissent par leur présence dans l'espace social et leur appartenance aux classes populaires de la société. Aussi les prostituées de luxe qui exercent dans les bals, les salons et les théâtres (telles que les courtisanes, les demi-mondaines[47] et les grandes cocottes) échappent-elles aux arrestations et aux interdictions qui incombent à leurs homologues pauvres. Le docteur Reuss explique que, si personne n'ignore que les courtisanes « ne vivent que du produit de leur prostitution, plus ou moins affichée », l'administration n'a pourtant aucun effet sur elles. Selon cet auteur, ces femmes ne « tombent pas sous le coup de la loi. Tant qu'elles ne font pas de scandale, tant qu'elles ne se livrent pas au racolage sur la voie publique »[48].

Ce n'est donc pas la sexualité vénale, en soi, que la brigade des mœurs vise à contrôler, mais uniquement celle qui fait se côtoyer les hommes riches et les femmes pauvres, comme l'explique Alain Corbin. Selon lui, « le système est suscité par l'anxiété qu'inspire aux classes dirigeantes la menace biologique et morale exercée par les classes laborieuses »[49]. C'est pourquoi, en dépit de « l'universalité théorique des règlements, seule la prostitution populaire est sévèrement contrôlée »[50]. En cela, le réglementarisme et la police des mœurs concourent à perpétuer la hiérarchie sociale, à tel point que l'historien Jean-Louis Berlière parle de « police de classe »[51], et à justifier les

---

[47]C'est Alexandre Dumas fils qui invente le terme de « demi-monde » dans sa pièce éponyme créée en mars 1855. Ce terme, et l'appellation demi-mondaine qui en découle, définit la classe imprécise des femmes déclassées, des veuves libertines, et de celles dont l'origine ignoble empêche l'identité avec les femmes du Monde, en dépit de leur mode de vie similaire. Virginia Rounding, *Les Grandes horizontales. Vies et légendes de quatre courtisanes du XIXème siècle*, Paris, Éditions du Rocher, 2005, p. 13. Voir aussi : Joanna Richardson, *Les Courtisanes. Le demi-monde au XIXème siècle,* Paris, Stock, 1968 (1967), 272 p.

[48]Louis Reuss, *La Prostitution au point de vue ..., op. cit.,* p. 188-189. « les femmes du demi-monde échappent à l'action de la police. Lorsque l'on étudie leurs mœurs et leurs origines, on s'explique jusqu'à un certain point cette immunité », ajoute-t-il p. 169.

[49]Alain Corbin, *Les Filles de noces..., op. cit.*, p. 166.

[50]*Ibid.*

[51]Jean-Louis Berlière, *La Police des mœurs sous la IIIème République,* Évreux, Seuil, 1992, 264 p.

différences, non seulement par des raisons sociales (apparence vestimentaire, présence ou absence de luxe, façon de travailler, lieu de racolage, clientèle) mais par des raisons psychologisantes et essentialisantes[52].

C'est à cause de cette distinction que le docteur Romain-Désiré-Léon Bosredon dénonce le réglementarisme pour ce qu'il est illégal, discriminatoire[53] et odieux en ce qu'il légitime les agents de police à penser qu'ils peuvent disposer des femmes inscrites comme prostituées à la Préfecture, ainsi que l'atteste cet extrait d'un rapport sur la réorganisation du service sanitaire : « une fois inscrite, la fille appartient à la Préfecture de police. Elle peut être arrêtée pour toute infraction aux règlements »[54]. Dans cette perspective, la police a tout intérêt à faire enregistrer le maximum de femmes sur ses registres pour étendre son domaine de surveillance. Il s'agit de voir à présent ce qui peut expliquer l'existence d'un traitement inique entre les différentes classes de prostituées.

* les raisons de cette distinction sociale

La différence de traitements dont font l'objet les femmes riches et les femmes pauvres s'explique, d'après les partisans du règlementarisme, premièrement, par le fait que les prostituées des classes favorisées ont moins de clients et ont plus les moyens de refuser des hommes qui ont l'air malades ; et deuxièmement, parce qu'elles seraient plus instruites, ce qui les pousserait à se faire soigner[55]. Les courtisanes seraient donc

---

[52]Ce thème sera développé dans la deuxième partie.

[53] Selon le docteur Bosredon, il suffit qu'une femme devienne « riche, puissante » pour qu'on la laisse tranquille et qu'elle puisse s'afficher publiquement, alors que « si, dans sa triste existence, elle n'a pas rencontré l'amant généreux, elle deviendra la chose de la police », R.D.L. Bosredon, *Péril vénérien et prostitution ..., op. cit.,* p. 65.

[54]APP, DB/412, p. 4.

[55]« Plus instruites, plus soigneuses d'elles-mêmes, ne subissent des contacts sexuels qu'à des intervalles moins rapprochés, elles ne sauraient être considérées comme offrant les mêmes dangers que ces dernières », écrit Émile Richard dans son ouvrage sur *La Prostitution à Paris*, Paris, Baillière, 1890, p. 45. Cet ouvrage résulte de l'étude réalisée Émile Richard sur la réglementation de la prostitution dans les années 1880 et les réformes de celle-ci. L'enquête portait sur l'hygiène

moins dangereuses pour la santé publique que les prostituées de rue et de maisons closes dont le choix des clients serait limité, voire impossible, et restreint à des hommes du peuple d'une santé douteuse. Émile Richard soutient que « la clientèle habituelle des filles réellement dangereuses au point de vue sanitaire » serait composée « d'ouvriers, [...] d'individus jeunes et de modeste condition, qui, n'ayant pas les moyens de s'adresser aux maîtres de la science lorsqu'ils sont atteints de maladies spéciales », viennent se faire soigner gratuitement dans les hôpitaux publics[56]. Quant à A. J.-B. Parent-Duchâtelet, il considère que la seule classe pouvant offrir quelques garanties sanitaires à l'administration « se composait de ces filles qui, ayant fait des économies et logeant dans leurs meubles, avaient un intérêt majeur à soigner leur santé et à se guérir promptement »[57]. Mais ces personnes seraient si rares « qu'on peut à peine en tenir compte lorsqu'il s'agit de mesures générales »[58].

En dépit de cette politique ouvertement discriminatoire, certains auteurs, dont Émile Richard, s'offusquent de ce que les courtisanes seraient parfois traitées comme de simples filles et dénoncent :

« La main mise sur toute une classe de femmes [les courtisanes], plus malheureuses que coupables, par l'autorité brutale et sans contrôle des fonctionnaires de la police, [qui] est une source constante d'abus qui répugnent aux sentiment d'humanité d'une société démocratique et républicaine[59]. »

---

publique et comportait une enquête au dispensaire de salubrité de la Préfecture de police, à Saint-Lazare et aux hôpitaux Lourcine et du Midi.

[56]Émile Richard, *La Prostitution à Paris...*, *op. cit.*, p. 18. A. J.-B. Parent-Duchâtelet, *De la Prostitution...*, *op. cit.*, t. 1, p. 249.

[57]A. J.-B. Parent-Duchâtelet, *De la Prostitution...*, *op. cit.*, t. 1, p. 249.

[58]*Ibid.*

[59]Émile Richard, *La Prostitution à Paris..*, *op. cit.*, p. 143. Cette citation montre bien l'asymétrie flagrante de la pensée bourgeoise. Ainsi, les traitements qui « répugnent aux sentiment d'humanité d'une société démocratique et républicaine » lorsqu'ils concernent des femmes riches semblent acceptable quand ils sont appliqués à des femmes pauvres.

Une deuxième motivation permet d'expliquer cette différence de traitement, inavouable celle-ci pour la Préfecture, qui concerne les relations entretenues par des courtisanes avec certains individus influents. Le journaliste et conseiller municipal de la ville de Paris Yves Guyot explique à ce sujet que « tous les matins on prend le mot d'ordre dans le cabinet de Lerouge : il y a une liste de femmes, à lire très soigneusement, auxquelles il ne faut pas toucher ». L'auteur ajoute que la seule règle imposée aux agents et celle de n'arrêter que les filles pauvres et pas celles qui paraîssent riches[60]. Enfin, le troisième et dernier motif pouvant expliquer l'existence d'un règlement adressé uniquement aux filles publiques pauvres réside dans la volonté de débarrasser les rues de l'encombrement bruyant et outrageux des racoleuses. On retrouve dans les romans d'Émile Zola et de Guy de Maupassant la description des angoisses suscitées par les fameux « coups de filet »[61] donnés par les agents des mœurs parmi les prostituées de rue et la peur de l'enfermement à Saint-Lazare[62]. Dans le chapitre VII de *Nana,* l'héroïne éponyme évoque les rafles opérées par la police, qu'elle n'avait pas encore connues, jouissant jusqu'alors de la protection due à son statut éphémère de courtisane. Après avoir mené grand train à l'abri de la police dans son hôtel particulier, elle est obligée de raccrocher les hommes à la sortie des théâtres et de dormir dans des garnis[63] et se voit confrontée aux

---

[60]Yves Guyot, *Lettres adressées à « La Lanterne » par un ex-agent des mœurs*, 1878, cité par Jean-Marc Berlière dans *La Police des mœurs..., op. cit.*, p. 2.

[61] Le Préfet Lépine renoncera à ces pratiques en 1895 car elles causent trop de scandales et sont impropres à procurer la tranquillité qu'elles s'offraient de fournir. Jean-Marc Berlière, « Police et libertés sous la IIIème République : le problème de la police des mœurs », *Revue historique*, Paris, PUF, p. 235-275.

[62] « Saint-Lazare lui apparaissait comme une fosse, un trou noir où l'on enterrait les femmes vivantes, après leur avoir coupé les cheveux », raconte Nana dans le roman d'Émile Zola *Nana*, Paris, Le Livre de Poche, 2003 (1880), p. 288-289.

[63]Louis Fiaux prête ces mots à Charles Lecour, le chef de la police de mœurs : « quand on est une honnête femme, on ne loge pas en garni ». Cette conception autorise toutes les descentes de police violentes dans les hôtels garnis, en faisant de toute femme qui n'a pas suffisamment d'argent pour vivre ailleurs et qui n'est pas mariée une prostituée en puissance qui peut être brutalisée, réveillée en pleine nuit, inspectée

manœuvre des agents :

« L'été, à douze ou quinze, [...] sur le boulevard, ils cernaient un trottoir, pêchaient jusqu'à des trente femmes en une soirée. [...] C'était une épouvante de la loi, une terreur de la Préfecture, si grande, que certaines restaient paralysées sur la porte des cafés dans le coup de force qui balayait l'avenue »[64].

* Un système sexiste

Tout en institutionnalisant la distinction des femmes publiques selon leur classe sociale, le règlementarisme contribue à la distinction des prostitué·e·s selon leur classe de sexe, pour la raison que les règlements s'adressent exclusivement à la prostitution féminine. Rares sont les auteurs qui parlent des hommes prostitués, mais tous s'accordent à dire qu'imposer une visite sanitaire à ceux-ci et les séquestrer en cas de maladie vénérienne (en fait appliquer le règlement destiné aux femmes à des hommes) « serait une scandaleuse monstruosité, contre laquelle se révolterait l'opinion »[65]. Selon Paul-Émile Morhardt, l'opinion publique « ne supporterait pas

---

par un médecin et jetée en prison en cas de maladie vénérienne. Les garnis sont considérés, pendant toute notre période, comme des lieux insalubres et des repaires de voleurs, de prostituées et de personnes de mauvaises mœurs. Ils font l'objet d'une surveillance assidue de la part de la Préfecture de police (*c.f.* Les ordonnances du 20 novembre 1848, du 7 mai 1878, et arrêté de 1883). À ce sujet, voir l'ouvrage de : Alain Faure et Andrée Michel et Claire Lévy-Vroelant, *Une Chambre en ville : hôtels meublés et garnis de Paris, 1860-1990,* Paris, Creaphis, 2007, 430 p.

[64]Émile Zola, *Nana..., op. cit.,* p. 288-289.

[65]Ambroise Tardieu, *La Pédérastie*, Paris, Le Sycomore, 1981 (1857), p. 221. Pour des raisons semblables les médecins sont, dans l'ensemble, opposés à la visite des clients dans les maisons closes, que le docteur Mireur qualifie d'« excentrique projet utopiste », H. Mireur, *La Syphilis et la prostitution..., op. cit.,* p. 76. Celui-ci affirme qu'en dépit des « excellents résultats » donnés par « l'application de la visite des hommes à leur entrée dans les maisons de tolérance », il « n'hésite pas à repousser très énergiquement ce moyen de prophylaxie publique », tant cette proposition lui paraît « incompatible avec la dignité qui convient aux injonctions administratives », *Id.*, p. 79-81.

de voir l'autorité administrative sanctionner, en le rendant plus hygiénique, ce genre spécial de relations sexuelles »[66], en ce que cela reviendrait à reconnaître officiellement l'existence d'une prostitution non-hétérosexuelle.

Les propos des médecins qui viennent d'être cités permettent d'avancer l'hypothèse selon laquelle les notions de dignité et de droits individuels ne s'appliquent pas aux femmes pauvres, puisque ce qui est indigne pour un homme, même si celui-ci se prostitue, ne l'est pas pour une femme, même si celle-là n'est pas notoirement prostituée[67]. Cela constitue le système français comme doublement discriminatoire en ce qu'il a des effets différents selon la classe et le sexe des individus. En cela l'opposition des médecins au contrôle sanitaire des hommes révèle les conceptions hypocrites[68] qui sous-tendent le système sanitaire qui, tout en prétendant protéger la santé de la population, n'est qu'un moyen de contrôler les filles publiques. D'ailleurs la militante abolitionniste Josephine Butler rappelle que les visites médicales sont « une œuvre d'avilissement moral » faite par les hommes et qui ne s'applique pas à eux : « et pourquoi ? Parce que les hommes ne voudraient pas s'y soumettre »[69].

---

[66]Paul-Émile Morhardt, *Les Maladies vénériennes et la réglementation de la prostitution au point de vue de l'Hygiène sociale*, thèse pour le doctorat de médecine, 4 juillet 1906, Paris, Monod, p. 156-157.

[67]Le docteur Mireur considère qu'il est difficile d'admettre que toutes les classes de la société doivent indistinctement et au même titre bénéficier des réformes accomplies en matière de liberté ; si toutes peuvent aspirer également à la possession des mêmes droits, l'exercice n'en est légitime que chez ceux qui savent d'abord le respecter. Il affirme que les prostituées ne respectent pas la liberté d'autrui, en ce qu'elles propagent les maladies vénériennes, et qu'elles renoncent volontairement, par ce fait même, à leur propre liberté. H. Mireur *La Syphilis et la prostitution ..., op. cit.*, p. 320.

[68]Certains scientifiques vont même jusqu'à prétendre que « la semence d'un homme syphilitique n'est pas contagieuse », H. Mireur, *Essai sur l'hérédité de la syphilis*, thèse pour le doctorat de médecine, Paris, Gustave Rétaud, 1867, p. 20.

[69]Josephine Bulter, *Une Voix dans le désert*, Neuchâtel, 1876 (2e édition), p. 14. et p. 17

II- L'hôpital-prison, la Salpêtrière et la police sanitaire

L'internement psychiatrique et la loi de 1838

Pendant la période qui nous concerne l'internement à l'Hospice de la Vieillesse-Femmes[70] peut se faire soit sur placement volontaire[71], soit sur placement d'office. L'un comme l'autre nécessitent théoriquement[72] un ou plusieurs certificats de médecins attestant de l'aliénation de la personne à placer. Ces deux types d'internement résultent de la loi sur les aliéné·e·s du

---

[70]L'établissement de la Salpêtrière porte le nom d'Hospice de la Vieillesse-Femmes entre 1823 et 1885. Son histoire commence en 1656, lorsque Louis XIV fait don des bâtiments du Petit-Arsenal à l'administration de l'Hôpital général, sur la rive gauche de la Seine dans le quartier Saint-Victor. L'ensemble est composé d'un château, d'une chapelle consacrée à Saint-Denis et de maisons destinées à la fabrication du salpêtre qui donne son nom au futur hôpital. Une maison de la Force (une prison) est édifiée entre 1680 et 1684, pour recevoir les femmes dites de mauvaise vie (ordonnance du 20 avril 1684). La Force est une prison dans l'hôpital. Elle contient quatre sections dont la section Commune, appelée aussi Sainte-Madeleine, qui est réservé aux femmes débauchées condamnées par la police. Le nombre de femmes enfermées à la Commune s'élèverait à 600 en moyenne chaque année pendant le XVIIIème siècle. En dépit de l'arrêt officiel de cette pratique en 1791, elle explique sans doute en partie l'habitude des Préfets de police de faire envoyer les prostituées à la Salpêtrière et le fait que le bâtiment ne soit désaffecté qu'en 1876. À ce sujet, voir l'ouvrage dirigé par Alain Riquier sur *Les Hôpitaux à Paris. États des fonds des Archives de l'AP-HP. XIIème-XXème siècles*, Paris, AP-HP, 2000, 864 p et celui d'Érica-Marie Bénabou, *La Prostitution et la police des mœurs au XVIIIème siècle..., op. cit.*

[71]La volonté est généralement celle du père ou d'un membre de la famille. Cette appellation abusive a été modifiée, par la loi du 27 juin 1990 et est devenu « hospitalisation à la demande d'un tiers ». Article L333 du Code de la santé publique.

[72]Les registres d'entrées des aliénées de la Salpêtrière témoignent de l'irrespect de cette exigence jusqu'au début des années 1860. D'ailleurs le Préfet de police Piétri rappelle toujours en 1856 aux commissaires de police et aux maires des communes rurales qu'ils doivent se conformer à la nouvelle législation et non plus à la circulaire de 1816. APP, DB/218, note du 28 avril 1856. Ce rappel est réitéré en 1877, voir l'annexe n°2.

30 juin 1838[73]. Le placement d'office[74] se fait sur la demande du Préfet de police ou du maire de la commune ; c'est le type de placement qui nous intéresse ici. Comme c'est le cas pour la réglementation de la prostitution, la loi de 1838 donne le monopole du contrôle de la folie au Préfet de police, et l'argument de la « dangerosité » (pour soi-même et pour autrui) est mis en avant pour justifier l'enfermement.

Les médecins et aliénistes partisans de cette loi considèrent que « la société a, vis-à-vis de l'aliéné, un droit de défense et une obligation morale »[75] qui justifient l'enfermement d'une personne dans un asile et son interdiction juridique[76]. C'est la 1ère division du 5e Bureau de la 1ère section de la Préfecture de police qui s'occupe des aliéné·e·s, soit la même section que celle qui s'occupe des prostituées[77]. Les personnes dites aliénées sont arrêtées dans les rues et menées à l'infirmerie spéciale du dépôt de la Préfecture[78] où elles subissent un examen médical. En

---

[73]APP, DB/218 : aliénés. 30 juin-6 juillet 1838, *Loi sur les aliénés*, IX, Bud. DLXXXI, n°74431. Voir l'annexe n°1. Cette loi sera critiquée très tôt mais modifiée seulement le 7 octobre 1953 ; elle sera donc en vigueur pendant toute notre période.

[74]C'est la circulaire du 25 juillet 1816 qui fait foi jusqu'en 1838 « lorsqu'un individu, atteint d'une aliénation mentale, [compromet] la tranquillité publique, celle de sa famille, ou sa sûreté personnelle ». C'est l'opinion publique ou les plaintes de la famille qui avertissent l'autorité préfectorale et l'avis d'un médecin n'est pas exigé. APP, DB/218.

[75]Docteur Baudin, médecin en chef à l'asile départemental du Doubs. « De l'internement et de la libération des alcooliques délirants », *Annales d'hygiène publique et de médecine légale*, Paris, Baillière, 3e série, n°43, 1900, p. 193.

[76]L'interdiction figure à l'article 489 du Code civil : « le majeur qui se trouve dans un état habituel d'imbécillité, de démence ou de fureur doit être interdit même lorsque cet état présente des intervalles lucides ». L'interdiction est la condition indispensable de tout internement, « cela veut dire que pour la première fois l'homme aliéné est reconnu comme incapable *et* comme fou ; son extravagance, perçue immédiatement par la société, limite, mais sans l'oblitérer, son existence juridique », écrit Michel Foucault dans *L'Histoire de la folie à l'âge classique*, Paris, Gallimard, 1972, p. 175.

[77]APP, DB/218. Cela semble confirmer notre hypothèse selon laquelle l'internement à la Salpêtrière participe, officieusement, du règlementarisme.

[78]Cette infirmerie date vraisemblablement de 1871. Jusque là les

cela, la loi sur les aliéné·e·s est aussi discriminatoire que le sont les règlements de police sur la prostitution (et poursuit le même but, soit de débarrasser les rues d'une présence inopportune), étant entendu que « la plupart de ceux qui appartiennent à des familles riches sont conduits dans les maisons particulières de santé après avoir été examinés par un médecin qui a conclu à la nécessité d'un traitement », tandis que tou·te·s les aliéné·e·s pauvres sont amené·e·s au dépôt puis transféré·e·s dans les asiles de la Seine où les conditions de traitement sont effroyables, tel qu'on le verra dans la troisième partie[79]. À l'infirmerie spéciale elles sont examinées par les médecins qui font des certificats médicaux qu'il faut :

« Distinguer de ceux qui sont faits par des médecins de quartier, en général peu versés dans ce genre spécial d'études. Ceux au contraire, sur lesquels repose notre travail, ont une valeur scientifique irréprochable, puisqu'ils sont signés de MM. Lasègue, Legrand du Saulle et Paul Garnier »[80].

---

aliéné·e·s étaient simplement regroupé·e·s dans une salle spéciale du dépôt. L'ouverture de l'infirmerie confirme le processus de médicalisation de la folie et modifie sa perception par les savants et l'opinion publique. APP, DB/218. L'infirmerie spéciale devient infirmerie psychiatrique de la Préfecture de police le 20 avril 1950.

[79]Augustin Planès, *Quelques Considérations sur la folie à Paris, observée à l'infirmerie spéciale du dépôt de la Préfecture de police (1872-1885)*, thèse pour le doctorat de médecine, Paris, Parent, 1886, p. 7. De plus, les soins qui sont donnés aux personnes soignées dans les asiles privés diffèrent absolument de ceux qui incombent aux patient·e·s des asiles publics ; comme en attestent les observations concernant des « femmes » aliénées (sous-entendu des femmes du peuple) et des « dames » du monde chez Étienne Esquirol. Ainsi ces dernières sont-elles traitées comme dans un hospice familial où elles sont soignées à l'eau de groseille, à l'infusion de safran et aux fruits rouges ; tandis que les premières sont droguées et torturées comme nous le verrons dans le troisième partie. *Des Passions considérées comme causes, symptômes et moyens curatifs de l'aliénation mentale*, Paris, Librairie des Deux-Mondes, 1980 (1805), 116 p.

[80]Augustin Planès, *Quelques Considérations..., op. cit.*, p. 8. Quelle que soit la valeur scientifique des médecins cités par Augustin Planès, ils n'en sont pas moins assujettis à la Préfecture comme nous le verrons dans le point suivant : Connivences et échanges entre les trois insitutions.

On le voit, l'internement repose entièrement sur la décision des médecins mandatés par la Préfecture de police, dont l'autorité est inébranlable. Cette mesure peut s'avérer très utile pour faire enfermer des personnes dont l'état d'ébriété, la liberté des mœurs ou encore l'exubérance du comportement fragilisent la paix sociale mais ne permettent pas de condamnation judiciaire. Quoi qu'il en soit, la loi de 1838 semble avoir largement faicilité les mesures d'internement puisque le nombre d'interné·e·s dans les asiles français passe de 10 000 en 1834 (avant la loi), à 43 000 en 1874 (soit 4 fois plus en quarante ans) pour atteindre 94 000 à la fin de la IIIème République[81]. Relativement à cela, Michel Foucault note que la loi de 1838 permet un « formidable gain extensif dans le domaine d'ingérence possible de la psychiatrie » et que « la psychiatrie a à reprendre en charge tout le champ des infractions et des irrégularités par rapport à la loi »[82.]

De plus, des statistiques, conservées aux archives de la Préfecture de police de Paris, permettent de connaître le nombre de personnes arrêtées annuellement par les agents et menées à l'infirmerie spéciale, le motif de leur arrestation et ce qui leur est advenu. Ainsi, pour l'année 1872, sur les 950 personnes entrées à l'infirmerie spéciale pour aliénation et inspectées par les médecins spécialisés, 91 ont été reconnues non aliénées, soit 9,57 % d'entre elles. La proportion reste constante pour toute la période étudiée dans ces statistiques, jusqu'en 1897, et confirme que la loi de 1838 permet l'arrestation (sous le motif d'aliénation) d'un grand nombre de personnes se trouvant sur la voie publique mais dont le diagnostic médical ne certifie pas un état mental pathologique[83].

Il est à noter également que les femmes arrêtées par les agents parce qu'elles leur semblent aliénées, et enregistrées au dépôt portent toutes exclusivement l'indication « aliénée » ou « aliénation ». Les registres possèdent pourtant des cases à

---

[81]Georges Didi-Huberman, *Invention de l'hystérie. Charcot et l'iconographie photographique de la Salpêtrière*, Paris, Macula, 1982, 303 p.

[82]Michel Foucault, *Les Anormaux. Cours au Collège de France. 1974-1975*, Paris, Seuil/Gallimard, 1999, p. 260.

[83]APP, DB/218.

remplir avec des renseignements précis sur l'âge, l'apparence, l'adresse, la profession, les particularités de la personne arrêtée[84]. Si l'on peut comprendre qu'une personne faisant une crise d'épilepsie, ou handicapée mentale ne puisse être en mesure de répondre aux questions des agents, il est plus difficile de savoir en revanche pourquoi le greffier du dépôt ne juge pas nécessaire de décrire physiquement l'aliénée qu'il a sous les yeux[85]. La seule hypothèse que l'on peut formuler est qu'en même temps que ces femmes perdent leur existence juridique (déjà limitée en tant que femmes des classes laborieuses et *a fortiori* en tant que prostituées), elles perdent leurs particularités individuelles et leur statut de sujet de droit.

Connivences et échanges entre les trois institutions

* Le rôle de l'écriture

Le système réglementariste repose sur les institutions policière et médicale, dont la seconde est mise au service de la première et participe de l'enfermement des prostituées dans un réseau aux mailles serrées. Quant à l'institution psychiatrique, elle contribue officieusement à cet enfermement. Il est important de garder à l'esprit que la Préfecture de police de Paris centralise les arrestations liées à la prostitution, au vagabondage, à l'ébriété et à l'aliénation et que toutes les filles

---

[84]Les aliénées sont les seules (si l'on met à part les enfants abandonnées) pour lesquelles on ne possède pas d'information. Il est, de ce fait, difficile de savoir s'il y a des prostituées parmi elles. Certains indices, tels que la provenance (Saint-Lazare, dispensaire de salubrité) ou une indication concernant la débauche, peuvent mettre l'historien·ne sur la piste. En notant le nom et la date de la mise sous écrous, il est possible de retrouver la personne dans les registres de la Salpêtrière.

[85]Ainsi, le 28 juin 1853 le greffier indique la mise sous écrou d'« une jeune fille qui refuse de donner des noms », dont il ne donne aucune description, à la différence de ses compagnes, pour lesquelles on connaît les grains de beauté, la couleur des cheveux ou encore la taille. APP, C2/A : dépôt de la Préfecture de police et salle Cusco de l'Hôtel-Dieu. N°1 et N° 2, écrou des femmes, 1852-1854.

publiques arrêtées par les agents de police sont examinées soit par un médecin du dispensaire de salubrité (pour les soumises et celles qui sont suspectées de vénalité), soit par un médecin de l'infirmerie spéciale (pour les femmes ivres, épileptiques ou violentes).

Le moyen le plus fréquemment utilisé pour faire le lien entre les trois institutions est l'écriture. Les archives de la Préfecture de police conservent d'ailleurs les traces complexes de cet « investissement perpétuel de l'individu par l'écriture »[86] dont parle Michel Foucault et qui est formé de registres, de notes, de rapports et d'observations circulant entre le bureau du Préfet et les directeurs de l'hôpital-prison Saint-Lazare et de la Salpêtrière. L'usage de l'écriture permet, premièrement, une connaissance précise et continuellement mise à jour des femmes vénales qui fréquentent l'administration ; et deuxièmement, l'existence d'un « pouvoir disciplinaire global et continu » qui repose sur l'investissement des corps, des comportements et des discours des gens par « un tissu d'écriture qui les enregistre, les code, les transmet le long de l'échelle hiérarchique et finit par les centraliser »[87].

Selon Jean-Marc Berlière, le spécialiste de l'histoire policière sous la IIIème République, la police moderne se caractériserait précisément par cette pratique du « renseignement et le nouvel usage qu'il impliquait de l'écriture du savoir et de l'archive »[88]. Quant à l'historienne Nathalie Bayon, qui a étudié les fiches de renseignements de la Préfecture de police, elle explique que les indications contenues dans ces fiches ne sont « le plus souvent que des informations de faible valeur stratégique, quand elles ne

---

[86]Michel Foucault, *Le Pouvoir psychiatrique. op. cit.* p. 50. Gabrielle Houbre écrit, dans son introduction au *Livre des Courtisanes*, qu'« emportés par leur zèle inquisitorial, les inspecteurs font flèche de tout bois, sans trop se soucier de la valeur des renseignements récoltés et ne les recoupant que rarement : ils observent, filent, espionnent, écoutent sans aucun respect pour l'intimité de leur proie », *Le Livre des courtisanes..., op. cit.,* p. 28.

[87]*Ibid.* Voir également sur ce thème Michel Foucault, *La Volonté de savoir*, t.1 de *l'Histoire de la sexualité*, Saint-Amand, Gallimard, 2006 (1976), 211 p.

[88]Jean-Marc Bélière, « Police et renseignement », Amiral Lacoste dir., *Le Renseignement à la française*, Paris, Economica, 1998, p. 9-27.

sont pas simplement erronées ou inventées »[89], et que le pouvoir de ces dossiers réside uniquement dans leur capacité à impressionner les individus fiché·e·s en leur donnant le sentiment d'être surveillé·e·s en permanence. Cependant l'existence de certains règlements et quelques pratiques policières attestent de l'application concrète dont le fichage et la surveillance peuvent faire l'objet. En cela, l'article n° 20 de la loi sur les aliéné·e·s[90] dispose que les directeurs d'asile doivent faire parvenir un rapport semestriel à la Préfecture de police sur toutes les personnes placées d'office dans leur établissement. Un autre exemple réside dans le fait que la quasi-totalité des femmes vénales qui sortent de la Salpêtrière sont remises à la police.

En outre, le docteur Auguste Corlieu rapporte que les Préfets de police considèrent les médecins du dispensaire de salubrité comme leurs « collaborateurs »[91], attestant ainsi des liens étroits qui existent entre les deux institutions, et que la fonction de médecin chef du dispensaire « exige beaucoup de tact, et [...] une certaine fermeté pour soutenir et défendre la prérogative du corps médical contre la tendance envahissante de l'administration »[92]. Enfin, le docteur Louis Martineau explique que les médecins de l'hôpital Lourcine, où il exerce lui-même[93],

---

[89]Nathalie Bayon, « Personnels et services de surveillance... »..., *op. cit.*, Au sujet de l'utilité de ces dossiers, l'auteure écrit : « posséder des dossiers - même vides ou faux - sur des individus qui savent et/ou pensent que le Préfet les détient, lui confère un grand pouvoir », en raison de la dialectique savoir/pouvoir analysée par Michel Foucault dans *La Volonté de savoir..., op. cit.*

[90]« Les chefs, directeurs ou préposés responsables des établissements, seront tenus d'adresser aux Préfets, dans le premier mois de chaque semestre, un rapport rédigé par le médecin de l'établissement sur l'état de chaque personne qui y sera retenue, sur la nature de sa maladie et les résultats du traitement. Le Préfet prononcera sur chacune individuellement, ordonnera sa maintenue dans l'établissement ou sa sortie», APP, DB/218 : aliénés. 30 juin-6 juillet 1838, *Loi sur les aliénés*, IX, Bud. DLXXXI, n°74431, section II, article n° 20.

[91]Auguste Corlieu, *La Prostitution à Paris..., op. cit.*, p. VI.

[92] *Id.*, p. 54. Le docteur Corlieu sait de quoi il parle pour avoir exercé cette fonction pendant 11 ans.

[93]Le docteur Martineau a en effet exercé la fonction de médecin à l'hôpital de Lourcine en ce qu'il est spécialiste des questions obstétricales et gynécologiques.

menacent leurs patientes d'une inscription d'office sur les registres de la police si elles ne restent pas dans l'établissement jusqu'à leur guérison[94], et qu'un document conservé à la Préfecture de police précise que les noms et les adresses des malades hospitalisées à Lourcine doivent être transmis au Préfet afin que les agents effectuent des enquêtes en vue de découvrir une preuve de la vénalité de ces malades[95]. Ces différents exemples attestent de la centralité de l'institution préfectorale dans la gestion (sanitaire et judiciaire) des prostituées et des aliéné·e·s, et de la contamination des pratiques médicales par les techniques policières ; ce qui confère à l'institution médicale le rôle d'instrument de coercition du corps social et de biopolitique.

* Le rôle de la photographie

L'invention de la photographie dans les années 1850 et son utilisation progressive par les services de police permettent un contrôle bien plus efficace que l'écriture. Le service de photographie et d'imprimerie de la police municipale est organisé par Bazard en 1872 pour répondre aux besoins du Parquet[96]. Il facilite le fichage des criminel·le·s, des vagabond·e·s, des prostitué·e·s, des cadavres inconnus et de tous les autres individus appartenant aux populations insaisissables de la capitale bien plus fiable que les descriptions parfois fantaisistes des témoins et des agents de la Préfecture. C'est

---

[94]Louis Martineau, *La Prostitution clandestine..., op. cit.,* p. 15. Nous avons dit que cet hôpital ne reçoit que des insoumises et des femmes non vénales.

[95]APP, DB/228: Service des mœurs, note adressée au Préfet Gabriel Delessert, 1845. L'année suivante, l'agent de surveillance de l'hôpital de Lourcine demande dans une lettre adressée à M. Regnier, commissaire de police et chef du bureau des mœurs, d'envoyer ses agents deux à trois fois par semaine dans l'hôpital pour reconnaître les femmes publiques qui s'y seraient dissimulées. Une décision du Préfet de police avait instauré, dès l'année 1827, la mise en place de primes allouées aux médecins et aux agents de la Préfecture ayant retrouvé les filles soumises qui n'ont pas effectué la visite sanitaire obligatoire. APP, DA/223 : affaires des mœurs, décision du 27 septembre 1827.

[96]Charles-Jérôme Lecour, *La Campagne contre la Préfecture de police..., op. cit.,* p. 77.

pourquoi la possession d'une photographie sur la carte des soumises devient obligatoire avec le règlement du 15 février 1900[97] et se propose de mettre fin à l'usage des pseudonymes par les prostituées désireuses de passer entre les mailles du filet de police.

Selon l'historien de la psychiatrie Georges Didi-Huberman, qui qualifie les échanges épistolaires entre la Préfecture et les établissements médicaux de « connivence exquise, tacite et impeccable », la photographie, tout comme l'écriture, servirait de lien entre les trois établissements[98]. Le local photographique de la Salpêtrière est mis en place pendant les années 1860 et possède un service à part entière à partir de 1888, à l'image de tous les hôpitaux spéciaux qui se dotent d'un laboratoire et d'un personnel dévolu à la conservation photographique et dessinée des cas pathologiques extraordinaires. Les médecins accumulent les images de déformations congénitales, d'exemples de dégénérescence ou encore de preuves d'appartenance à une race viciée. Ils font publier leurs clichés dans des revues spécialisées telles que *La Revue photographique des Hôpitaux de Paris* (publiée entre 1869 et 1872 par A. Delahaye) et l'*Iconographie photographique de la Salpêtrière* (éditée par Bourneville et P. Regnard en trois tomes entre 1876 et 1880)[99].

---

[97]Voir le carton DB/409 des archives de la Préfecture de police de Paris. Malgré la fin du réglementarisme avec la loi Marthe Richard du 13 avril 1946 et la destruction du fichier national de la prostitution, une prostituée raconte en 1976 : « on m'a fichée, [...] on m'a prise en photo, on m'a pris mes empreintes. Mais tout ça, ce n'est pas vrai, ça n'existe pas. [...] A l'heure actuelle, lorsqu'une femme veut se retirer de la prostitution, il faut qu'elle aille se faire déficher. Mais toujours pendant que le fichage n'existe pas. Vous êtes fichée, vous avez des photos grandes comme ça sur toute la longueur, mais c'est pas vrai tout ça, c'est tout du vent. Vous êtes passée aux empreintes, mais c'est tout du vent aussi », cité dans Lilian Mathieu, « Débat d'étudiants avec des prostituées à l'université de Lyon II en avril 1976 », *Clio,* n°17, 2003, *ProstituéEs.*

[98]Georges Didi-Huberman, *Invention de l'hystérie..., op. cit.*, p. 59.

[99]L'historienne de la médecine Monique Sicard rapporte qu'en 1863 que le docteur Legrand du Saulle de la Salpêtrière songe à la réalisation de photographies des malades, à divers degrés de leur maladie, tout à prévoyant leur destruction en cas de guérison et pour protéger la famille. Voir son très instructif ouvrage : Monique Sicard

La plupart des chercheurs (les anthropologues, les syphiligraphes) de la fin du siècle s'intéressent à la photographie et l'utilisent, tel le docteur Octave Commenge qui écrit en 1897 au sujet d'une forme de syphilis particulièrement rare : « c'était un cas à faire photographier pour l'instruction des jeunes générations médicales »[100]. Quant au docteur Émile Laurent, il témoigne de son utilisation de la photographie dans son ouvrage sur les prisonniers et les prisonnières de Paris[101] tandis que Pauline Tarnowski agrémente, pour sa part, son propos de clichés de prostituées censées présenter les stigmates de leur dégénérescence[102].

Conclusion

* Les prostituées aliénées : des créatures hors du droit commun.

Nous avons vu que les règlements qui concernent la vente de services sexuels mettent les femmes inscrites sur les registres de la prostitution à la merci de la Préfecture de police. Selon le militant abolitionniste Yves Guyot[103], l'inscription des prostituées aurait même pour conséquence de faire disparaître

---

et al., À Corps et à raison. Photographies médicales. 1840-1920, Paris, Marval, 1995, 110 p.

[100]Octave Commenge, *Hygiène sociale. La Prostitution clandestine à Paris*, Paris, Scleicher, 1897, p. 290.

[101]Émile Laurent, *Les Habitués des prisons de Paris. Étude d'anthropologie et de psychologie criminelles*, Paris, Masson, 1890, XI-616 p.

[102]Pauline Tarnowski, *Étude anthropométrique..., op. cit.*

[103]Il n'est pas le seul puis le docteur Louis Reuss, pourtant fidèle défenseur du réglementarisme, avoue que les femmes sont « flétries » par l'inscription, dans *La Prostitution au point de vue ..., op. cit.*, p. 164. Tandis que docteur Mireur écrit que : « l'inscription sur le registre du bureau des mœurs est la dernière étape du vice, le dernier terme de la dégradation [...] c'est, en un mot, cet acte sinistre qui retranche la femme de la société et qui fait que, ne s'appartenant plus à elle-même, elle devient la chose de l'administration », *La Prostitution à Marseille..., op. cit.*, p. 140.

toute notion de respect vis-à-vis des filles publiques[104]. Nous avons vu également que la loi de 1838 fait passer toute personne dite « aliénée » sous le pouvoir du Préfet, d'autant plus que la loi sur les aliéné·e·s ne définit nullement la notion d'aliénation[105]. Il semble que ce terme recouvre celui de démence, tout en ayant un caractère et un effet juridiques. La discussion sur l'article 489 du Code civil prouve que les législateurs entendent appliquer le mot « démence » à un état de maladie dont la principale caractéristique est qu'elle ôte, d'une manière permanente, à la personne qui en est atteinte l'usage de la raison. La démence marquerait ses actes du sceau de la folie, et la rendrait incapable d'agir et de parler en vertu d'une volonté éclairée par le principe de raison[106]. Quoi qu'il en soit, comme :

« Aucun texte n'en a restreint le sens, [il faut entendre par aliénation mentale] toutes les maladies de l'intelligence : l'idiotisme et la démence proprement dite, la manie délirante et la manie sans délire [en somme] toutes les variétés de l'affection mentale »[107].

L'imprécision de la définition, laissée à l'appréciation des agents de police et des médecins de l'infirmerie spéciale, offre la possibilité d'arrêter toute personne manifestement

---

[104]Yves Guyot illustre son propos par une anecdote particulièrement représentative de l'irrespect des policiers à l'égard des prostituées. Il rapporte le cas d'une femme qui, s'étant faite arrêter à trois heures du matin dans la rue, se défend en prétextant le besoin d'aller acheter une bougie. Le policier chargé de son arrestation, M. Coué, lui demande si « c'était pour [se] la mettre dans le cul ». Lorsqu'il se fait reprendre par ses supérieurs pour sa grossièreté, le policier se plaint qu'on ne puisse plus parler aux filles publiques comme on l'entend et que « si maintenant on est obligé de prendre des gants pour parler à ces femmes-là, la police des mœurs est perdue », *La Prostitution. Étude de physiologie sociale*, Paris, Charpentier, 1883 (1882), p. 141-142.

[105]D'ailleurs la définition du racolage et de la prostitution est toute aussi délibérément imprécise, comme l'atteste l'anecdote de l'arrestation de la nommée Durand Valérie le 19 janvier 1874, racontée dans le premier chapitre de la deuxième partie p. 65.

[106]« Aliénation », *Dictionnaire encyclopédique des sciences médicales*, dir. A. Dechambre, série 1, t. 3, Paris, Masson, 1865, p. 12-13.

[107]« Aliénation », *ibid.*

déraisonnable. Par le truchement de la loi de 1838 et du réglementarisme, les prostituées, que l'on sait être fréquemment prises de boissons et causes de tapage, se trouvent prises dans un faisceau médical, policier et psychiatrique efficace, puissant et coercitif qui les assujetties à un contrôle et à une arrestation potentielle permanents. En ce qu'elles sont soumises à un statut permanent de criminelles, les prostituées sont considérées par certain·e·s abolitionnistes et certain·e·s juristes comme « hors du droit commun ». Le juriste J. Justin, par exemple, dénonce le fait que pour les femmes publiques « ce droit primordial qu'a tout individu de n'être pas arrêté, ni détenu que sur l'ordre d'un juge d'instruction, n'existe pas »[108].

---

[108]J. Justin, *La Liberté individuelle et la police des mœurs*, thèse de droit, Dijon, 1894, p. 118-119. Cela serait dû à la constitution d'« une classe de femmes exerçant un métier dans des conditions qui provoquent le mépris » explique Yves Guyot dans *La Prostitution...*, *op. cit.*, p. 11. Pour sa part, l'abolitionniste Louis Fiaux soutient qu'une fois que « la femme arrêtée est enfermée dans le poste de police, elle échappe à toute intervention protectrice. [...] Elle est déjà comme rayée de la foule que protège la loi, le droit commun, elle devient la chose de la police qui l'emporte au dépôt [...]. Là on l'incarcère, [...] on la conduit devant un petit bureaucrate dont les pouvoirs extraordinaires dépassent ceux d'un juge correctionnel ou d'un jury d'assise ; on l'inscrit sur un livre qui la raye désormais de la classe des citoyens et la prive de ses droits primordiaux de sûreté et de liberté personnels », *La Police des mœurs en France et dans les principaux pays de l'Europe*, Paris, Dentu, 1888, p. 625.

* Des malades traitées comme des criminelles[109]

Pour R. D. L. Bosredon, l'iniquité des mesures sanitaires réside dans le fait que seules les prostituées se font arrêter pour éviter qu'elles ne diffusent la syphilis quand leurs clients peuvent aussi bien être à l'origine d'une contamination vénérienne[110]. De plus, l'auteur reproche à la Préfecture de police l'usage d'une voiture cellulaire, pour amener les femmes publiques malades à l'hôpital-prison Saint-Lazare, qui les assimile à des prisonnières. Il tient cette pratique pour « la première étape sur la voie des vexations, des tyrannies » que la police fait subir aux prostituées vénériennes[111]. En somme, il trouve odieux qu'un régime carcéral soit appliqué à des malades[112].

Quant au docteur Louis Martineau, il reconnaît que les

---

[109]Pourtant, comme le rappelle Jean-Marc Berlière, la prostitution n'est ni interdite, ni criminalisée pour la raison que « tous les régimes à partir de 1789 ont marqué la même répugnance à légiférer sur un sujet choquant pour la morale et la pudeur ». Cela s'explique par le refus de reconnaître, légalement, l'existence de la prostitution et a pour conséquence de laisser à la police des mœurs l'entière responsabilité de son contrôle et de sa répression. Quelques sénateurs proposent, entre la fin du XIXème siècle et les premières années du XXème siècle, une réforme de la police des mœurs et un traitement légal du commerce sexuel. À l'exception de la prostitution des mineur·e·s et de la répression du proxénétisme, le système législatif reste muet jusqu'à la Première guerre mondiale. Voir Jean-Marc Berlière, *La Police des mœurs..., op. cit.*, p. 18-19 et Alain Corbin, *Les Filles de noces..., op. cit.* Troisième partie chapitre II.

[110]R.D.L. Bosredon, *Péril vénérien et prostitution ..., op. cit.*, p. 98.

[111]*Ibid.* La voiture en question sert à mener à l'hôpital-prison Saint-Lazare les filles publiques trouvées malades au dispensaire de salubrité. C'est la même que celle qui conduit les prisonnières criminelles mais elle est de couleur jaune, ce qui ajoute à son caractère infamant. À ce sujet, voir les ouvrages d'Alain Corbin, *Les Filles de noces..., op. cit.*. et de Thuy-Lan Dao, *La Prostitution à Paris ..., op. cit.*.

[112]R.D.L. Bosredon, *Péril vénérien et prostitution ..., op. cit.*, p. 104. Jacques Léonard raconte que dans les villes qui ne disposent pas de dispensaire municipal, les prostituées infectées sont systématiquement envoyées à l'infirmerie de la prison et les filles publiques sur le point d'accoucher les y rejoignent. Voir *Médecins, malades et société dans la France du XIXème siècle,* Paris, Sciences en situation, 1992, p. 285.

femmes sont traitées à Saint-Lazare comme des détenues, qu'on les y maintient de force jusqu'à leur guérison et que celles qui s'en échappent sont recherchées par la police des mœurs[113]. De plus, par le fait même de son fonctionnement, le règlementarisme rend impossible le respect du secret médical pour les personnes auscultées par les médecins du dispensaire et des hôpitaux spécialisés en raison de l'assujettissement du service médical, assigné au contrôle des maladies vénériennes chez les prostituées, à l'institution policière. En quoi les médecins ont pour obligation de divulguer à la brigade des mœurs toutes les informations qui concernent les maladies de leurs patientes. Le docteur Mireur, adjoint au maire de la ville de Marseille et médecin-inspecteur du dispensaire de salubrité publique de cette ville, qui se réclame partisan du « secret médical absolu », pense malgré tout qu'il faut « protéger l'intérêt du plus grand nombre, cette protection dût-elle nuire aux droits de quelques-uns ». Cela signifie que dans certains cas, de précieuses informations sur les prostituées doivent être divulguées à la police[114]. En ce que les prostituées sont pour l'auteur « une classe essentiellement nuisible »[115] pour le plus grand nombre elles ne peuvent jouir de la liberté :

« Le principe essentiel de la vraie liberté, écrit-il, réside tout entier dans le respect absolu des conventions sociales. Nul ne saurait dès lors contester à la société le droit de sacrifier l'intérêt du petit nombre à l'intérêt des masses, surtout lorsque cet intérêt privé satisfait constitue un danger public »[116].

Pour le docteur Mireur, la trahison du secret professionnel se justifie par l'argument de la protection sanitaire de la société. En effet, dès A. J.-B. Parent-Duchâtelet les réglementaristes s'accordent à dire que :

« Les prostituées ont le sentiment de leur abjection ; elles savent qu'elles sont en opposition avec les lois divines et humaines, et qu'elles se trouvent, par le fait même de leur métier, dans

---

[113]Louis Martineau, *La Prostitution clandestine..., op. cit.*, p.15.
[114]H. Mireur, *La Syphilis et la prostitution ..., op. cit.*, p. 5.
[115] *Id.*, p. 6.
[116] *Id.*, p. 320.

l'impossibilité de réclamer des droits dont elles se sont rendues indignes »[117].

Selon cet auteur, le fait que la population ne s'indigne pas des mesures prises par l'administration contre les prostituées, « quelles qu'aient été la sévérité et l'illégalité de ces mesures », attesterait de la désapprobation de cette activité par l'opinion publique et de la légitimité des « mesures répressives particulières et toutes exceptionnelles [...] employées contre elles »[118].

En effet, la consultation des ouvrages médicaux sur la prostitution nous renseigne sur le fait que le secret médical n'a pas être respecté pour les prostituées, ni pour les prostituées aliénées. Cette opinion est quasi unanimement partagée par les médecins, dont le docteur Butte, médecin du dispensaire entre les années 1880-1905, qui soutient que la visite médicale n'est jamais imposée à une femme réticente. Lucien Butte explique, premièrement, qu'il se considère non comme un médecin traitant mais comme le délégué du Préfet, et que c'est en cela qu'il refuse d'endosser la responsabilité de la trahison du secret professionnel ; deuxièmement, que la personne examinée n'est pas une patiente[119], à qui tout médecin doit le respect du secret médical, mais l'obligée de la Préfecture de police ; et

[117]A. J.-B. Parent-Duchâtelet, *De la Prostitution..., op. cit.*, t. 2, p. 311.
[118]*Ibid.*
[119]Jacques Léonard explique que les personnes traitées, dans les hôpitaux et les asiles du XIXème siècle, ne sont pas traitées comme des patient·e·s à part entière. Ils et elles appartiennent en grande majorité aux classes populaires, et « il ne paraît pas choquant que ces pauvres gens, en échange de soins gratuits, fassent l'objet d'explorations cliniques et d'expérimentations thérapeutiques ». En cela, la possibilité de pousser l'indiscrétion, la violation de la vie privée et du secret médical très loin. À ce sujet, voir *La Médecine entre les savoirs et les pouvoirs*, Paris, Aubier, 1981, p. 134. Raymond de Ryckère rapporte à ce sujet que les femmes qui meurent à Saint-Lazare et ne sont pas réclamées par leur famille sont « transportées à Clamart pour servir de sujets aux étudiants », *La Femme en prison.., op. cit.*, p. 219. Félix Roubaud confirme cette pratique lorsqu'il écrit qu'il a « eu toute facilité dans les moyens d'investigation » d'une prostituée sans utérus qu'il a auscultée à l'Hôtel-Dieu et explorée « dans tous les sens, par le toucher et au spéculum ». *Traité de l'impuissance et de la stérilité chez l'homme et chez la femme*, 2 vol., Paris, Baillière, 1855, p. 537.

troisièmement que les femmes publiques sont le véhicule d'une maladie mortelle qui représente une menace pour la santé publique[120]. Pour ces trois raisons, Lucien Butte déclare qu'il n'y a aucun secret à respecter et par conséquent, aucun secret violé[121].

Seul le docteur André Lucas risque un avis divergent dans une étude publiée en 1904 dans la *Gazette des hôpitaux* sur la question des « obligations du secret professionnel dans leur rapport avec des maladies vénériennes »[122]. Selon cet article, lorsque le médecin du dispensaire signale à l'administration le diagnostic des maladies dont sont atteintes les filles publiques qui viennent à la visite, il viole le secret professionnel et entre en contradiction avec la loi.

À ce sujet, l'historien Jean-Marc Berlière explique que le leitmotiv de tous les gouvernements de la IIIème République dans le domaine des libertés est d'oser les limiter pour en défendre l'exercice. La pérennité de « réglementations d'exception plaçant certaines catégories hors du droit commun et des garanties de la liberté individuelle » ; dont les prostitué·e·s, les aliéné·e·s, les étranger·è·s, les vagabond·e·s ; constituerait « l'une des plus graves entorses aux principes et aux idéaux républicains »[123]. Ces réglementations seraient appliquées par la police « au nom de la moralité et de la société publique » sans exister dans aucun texte de loi[124]. En

---

[120]A. J.-B. Parent-Duchâtelet affirme à ce sujet que les prostituées « se mettent par un enregistrement volontaire à la discrétion de la police, et elles n'obtiennent la tolérance d'exercer leur industrie qu'en se soumettant d'avance à toutes les mesures de surveillance instituées à leur égard, et contre lesquelles personne ne réclame, parce qu'elles sont indispensables », *De la Prostitution... op. cit.*, t. 2, p. 418.

[121]*Ibid.* L'historien Jacques Léonard raconte également que « les médecins des prisons, dans leurs écrits, mentionnent couramment les noms et prénoms de leurs patients et se dispensent de respecter ici le secret professionnel qui garantit la dignité de la personne humaine », *Médecins, malades et société ..., op. cit.*, p. 108.

[122]Cité par Lucien Butte, « Secret professionnel et réglementation », *Annales de thérapeutique dermatologique et syphilitique*, Paris, Rudeval, 1904, p. 131. À ce sujet voir l'ouvrage de Gustave Lagneau, *Du Secret médical relativement aux maladies vénériennes*, Paris, Martinet, 1869, p. 1.

[123]Jean-Marc Berlière, « Police et libertés... », *op. cit.*, p. 237.

[124] *Ibid.*

l'occurrence, cela prend la forme, premièrement, de la contrainte des femmes publiques à des visites sanitaires, dans le but de défendre la liberté des clients à fréquenter les maisons de tolérance sans risquer une contagion vénérienne ; et deuxièmement, de l'enfermement des personnes aliénées dans des asiles psychiatriques pour protéger la société des dangers supposés de la folie.

Au terme de ce chapitre, dans lequel nous avons étudié le lien étroit qui existe entre les institutions médicales et la Préfecture de police, le traitement carcéral des prostituées malades dans les établissements médicaux et le caractère intrinsèquement inique des règlements selon la classe sociale et la classe de sexe des personnes à qui ils s'adressent, il est possible d'avancer la thèse selon laquelle la prise de pouvoir conjoint des psychiatres, des médecins et du Préfet sur les femmes publiques a pour conséquence de marquer ces dernières comme des personnes appartenant à un groupe particulier, dont on peut disposer librement et auquel le droit commun est refusé. Ce « discriminant politique »[125], dont parle Michel Foucault, a pour effet la stigmatisation et l'interdiction juridique des femmes vénales considérées comme aliénées, dont nous allons à présent étudier les motivations sous-jacentes.

---

[125]Michel Foucault, *Le Pouvoir psychiatrique. Cours au Collège de France. 1974-1975*, Paris, Seuil/Gallimard, 2003, 399 p.

L'ASILE ET LA MAISON DE TOLÉRANCE : DES INSTRUMENTS AU SERVICE DU CONTRÔLE SOCIAL

Chapitre deuxième

I- Cachez cette putain que je ne saurais voir

Le rêve de l'enfermement du vice

Un des enjeux du système règlementariste réside dans la circonscription des prostituées et de la prostitution dans des lieux à l'abri du regard des femmes honnêtes, des jeunes filles de bonne famille et de celles et ceux à qui la sexualité non conjugale fait horreur :

« Il importe de créer un milieu clos, invisible des enfants, des filles et des femmes honnêtes ; la clôture permet de marginaliser à l'extrême, de contenir les activités sexuelles extra-conjugales ; elle [la maison de tolérance] constitue une digue qui empêche tout débordement »[126].

Pour ce faire il s'agit de créer un milieu clos invisible de l'extérieur, mais tout à fait transparent aux regards de l'administration. Si le principe d'un quartier réservé[127] n'a jamais

[126] Alain Corbin, *Les Filles de noces..., op. cit.*, p. 24.

[127] Des quartiers réservés existent à Marseille et surtout dans les colonies françaises d'Afrique du Nord. Ainsi, l'article 22 de la loi du 26 septembre 1835 de la ville d'Alger dispose-t-il que « nulle fille publique ne pourra […] sortir de la ville pour se rendre dans les tribus environnantes, sans une permission écrite du Commissaire de Police, chef du Bureau », cité par Édouard-Adolphe Duchesne, *De la Prostitution ..., op. cit.*, p. 26. À ce sujet, voir les ouvrages de Christelle Taraud, *La Prostitution coloniale..., op. cit.* et d'Alain Corbin, *Les Filles de noces..., op. cit.*

été réalisé à Paris, le docteur Fiaux précise que cette idée a longtemps plu à la Préfecture de police. D'ailleurs le groupement du commerce sexuel autour du Louvre, de la rue Froidmanteau et de la Bibliothèque suffit à satisfaire l'auteur en ce qu'il circonscrit le vice à une zone dans laquelle on ne pénètre pas par hasard. La concentration des lieux de plaisirs dans certains quartiers de la capitale présente le double avantage d'éviter la confrontation des familles avec la débauche et de stigmatiser celles et ceux qui s'y rendent en connaissance de connaissance[128].

L'idée que la prostitution est un mal nécessaire dont il faut atténuer les effets pernicieux, en les dissimulant autant que faire se peut, revient très fréquemment dans les ouvrages qui composent notre corpus. Cette idée permet de comprendre l'existence d'une littérature de propagande[129] réglementariste particulièrement féroce au sujet des prostituées qui ne figurent pas sur les registres de la police des mœurs, et qui sont dites « clandestines » ou « insoumises ». Elles sont accusées, d'une façon qui s'apparente bien souvent à de la diffamation[130], de propager plus efficacement que les soumises les maladies

---

[128]Docteur Louis Fiaux, *Les Maisons de tolérance..., op. cit.*

[129]Les chiffres les plus extravagants concernant le nombre de clandestines circulent parmi les auteurs. Par exemple Yves Guyot et Louis Fiaux l'évaluent à 30 000 uniquement pour la ville de Paris, tandis que le Service de la santé propose le chiffre de 50 000 pour l'année 1890 et que Maxime Du Camp, qui affirme compter toutes les femmes « légères », énonce celui de 120 000 insoumises parisiennes ! Émile Richard rapporte quant à lui, de façon plus raisonnable, qu'en moyenne, 2 797 insoumises sont arrêtées chaque année entre 1872 et 1888, ce qui correspond aux chiffres donnés par la Préfecture de police et consultables aux archives. *La Prostitution à Paris..., op. cit.* Quoi qu'il en soit ces chiffres sont à envisager par rapport à celui qui représente la population parisienne dans son entier et qui est évalué à 1 538 613 habitants pour l'année 1856. Voir Louis Chevalier, « la formation de la population parisienne au XIXème siècle », *Travaux et documents*, cahier n° 10, 1958.

[130]Le docteur Jeannel écrit ainsi : « il faut pourtant ajouter encore que les insoumises arrêtées dans les rues offrent très souvent des maladies d'une extrême gravité qu'on ne rencontre jamais chez les prostituées inscrites », *De la Prostitution publique*, Paris, Baillière, 1874 (1863), p. 202.

vénériennes, d'être plus stupides, plus vénales et plus sales encore. En somme, « la prostitution clandestine, [serait] le vice désordonné propageant sans mesure la détérioration morale et physique [tandis que] la prostitution inscrite, [serait] le vice réfréné dans la mesure du possible, c'est la santé publique protégée »[131]. Le docteur Reuss va même jusqu'à affirmer que « la physionomie, les habitudes, le genre de vie de ces deux espèces de prostituées [les soumises et les insoumises] diffèrent assez notablement pour que l'on doive les décrire séparément »[132]. Ainsi les médecins affirment-ils que les clandestines sont « le principal agent de la propagation des affections vénériennes » et qu'elles constituent « l'un des cercles les plus bas de l'enfer de Paris »[133] afin de prouver la nécessité de la police[134] des mœurs et de procéder à une redoutable chasse aux insoumises.

Dans cette littérature, la définition de l'insoumise varie selon les auteurs et les buts qu'ils poursuivent. Ainsi Joseph Garin soutient-il que ce sont les insoumises nomades et pauvres qui représentent la forme la plus dangereuse de la prostitution clandestine, tout en reconnaissant qu'il ne faut pas négliger la surveillance des courtisanes qui étalent leur luxe et leurs mauvaises mœurs sous les yeux des gens du monde[135]. L'imprécision de la définition des insoumises s'explique par la double volonté de la police qui vise à faire disparaître le commerce sexuel de l'espace public et à limiter la débauche, même lorsque celle-ci est cachée et privée. Ces deux buts trouvent leur finalité dans la maison de tolérance officielle, qui est facilement contrôlable par les agents et les médecins et qui offre un asile discret aux amours illégitimes.

Dans cette optique, Émile Quantin, un fervent partisan de ce

---

[131] *Id.*, p. 196.

[132] Louis Reuss, *La Prostitution au point de vue ..., op. cit.*, p. 50.

[133] Louis Martineau, *La Prostitution clandestine..., op. cit.*, p. 4-5.

[134] Nécessité sans laquelle on verrait, si l'on en croit Parent-Duchâtelet, les prostituées « se répandre partout, attaquer les hommes et les poursuivre avec une obstination souvent fatigante ; elles affecteraient les mises les plus indécentes, ainsi que les postures et les gestes les plus lubriques », *De la Prostitution..., op. cit.*„ t. 1, p. 542.

[135] Joseph Garin, *De la Police sanitaire et de l'assistance publique dans leurs rapports avec l'extinction des maladies vénériennes*, Paris, V. Masson et Fils, 1866, VIII-191 p.

système, médecin membre de la Société de médecine de Paris, propose en 1863 une utopie architecturale qui remplit tout à fait les attentes du réglementarisme. Le projet qu'il imagine consiste dans la répartition des 4 000 prostituées travaillant en maisons de tolérances parisiennes dans 20 maisons « entourées de grandes cours et d'immenses parcs », soit une maison avec 200 pensionnaires dans chaque arrondissement parisien. Émile Quantin considère que :

« Cette séquestration relative, et non absolue (puisqu'il y aurait pour chaque pensionnaire quatre ou cinq jours de sortie par mois), aurait l'immense avantage [...] de cacher à tous les yeux cette prostitution, ce raccrochage qui s'étalent le soir en tablier blanc, dans la presque totalité de nos rues ».[136]

Plus libertaire, l'auteur anonyme d'un article de *La Lanterne* daté du 26 août 1880 et intitulé « Les jardins publics » propose de concentrer la prostitution dans les jardins et les squares, sur le modèle londonien. Il explique qu'à partir d'une certaine heure de la soirée, les familles sont rentrées chez elles et que seules les personnes en quête d'une aventure sexuelle restent dehors. Aussi ces individus pourraient-ils se réunir librement dans les jardins publics sans déranger qui que ce soit. Ce type de rencontres nocturnes se ferait sous la surveillance de quelques gardiens ayant pour fonction d'éviter tout désordre apparent, puisque :

« C'est là le but de la police, sur lequel on se méprend toujours. Elle n'a pas à moraliser les citoyens. Elle n'a qu'une mission : *empêcher que les mauvaises mœurs des uns gênent les autres* »[137].

L'historienne que je suis ne peut s'empêcher de remarquer la troublante concomitance, à partir de la fin de l'Ancien Régime, de l'émergence du règlementarisme et de la vague orientaliste en Occident. Tandis que les artistes occidentaux fantasment sur les femmes orientales prétendument enfermées dans des harems, les moralistes imaginent des lieux fermés pour les filles

---

[136]Émile Quantin, *Prostitution et syphilis.., op. cit.,* p. 30.
[137]Cité par C.-J. Lecour dans, *La Campagne ..., op. cit.,* p. 430.

de joie des colonies et de la Métropole. S'il est impossible, et hors de propos, d'affirmer que les règlements de police (dont les maisons closes) sont le produit de la frustration sexuelle de l'époque, il est toutefois possible d'avancer, en citant l'historien Jacques Solé, que le réglementarisme « vint surtout de ce qu'il correspondait à merveille aux fantasmes propres à l'imaginaire sexuel des mâles du temps »[138].

Le travail ailleurs qu'en maison de tolérance n'est pas officiellement interdit mais il fortement encouragé par différents règlements, dont 1° un arrêté du Préfet Debelleyme daté de 1828 qui impose aux femmes sans domicile de travailler en maison close, sous peine d'emprisonnement ; 2° un arrêté du Préfet Mangin, en vigueur du 14 avril 1830 aux révolutions de Juillet, qui interdit aux isolées de paraître dans la rue, quelle que soit l'heure, et de rencontrer les clients en dehors des tolérances[139] ; et 3° le règlement de police qui prévoit que les filles soumises doivent vivre soit en maison de tolérance, soit dans un logement répertorié par les agents de la Préfecture de police, et qu'elles ne peuvent partager leur chambre avec une autre femme vénale ou leur concubin·e[140]. Enfin, une loi du

---

[138]Jacques Solé, *L'Âge d'or de la prostitution. De 1870 à nos jours*, Paris, Plon, 1993, p. 13.

[139]Docteur Louis Fiaux, *Les Maisons de tolérance..., op. cit.* Le règlement du 14 février 1900 consacre ce qu'Alain Corbin appelle le « désenfermement » qui met fin à l'obligation d'internat pour les filles publiques dans les maisons closes et autorise l'externat, dans le cadre des maisons de rendez-vous. Voir *Les Filles de noces..., op. cit.*, p. 470.

[140]Selon Louis Fiaux, le premier arrêté concernant le couchage date de 1811, il a été promulgué à la demande du Préfet Pasquier et interdit aux tenancières de maison de tolérance de faire coucher plus d'une femme dans un lit. Cependant, comme le rappelle le chef de police Lerouge en 1879, « le nombre de femmes dépasse de beaucoup celui des chambres », et le docteur Paul Dubois signale la même année « la rue de Chab... comme ayant vingt-deux lits pour trente-cinq ouvrières - et cela au su et au vu de l'officier de paix de service ». Cité par Louis Fiaux dans *Les Maisons de tolérance. Leur fermeture,* Paris, Georges Carré, 1892, V-394 p. En outre un rapport, conservé aux Archives de la Préfecture de police, concernant la proportion entre le nombre de femmes et le nombre de lits dans les maisons closes parisiennes confirme que le règlement n'était pas respecté et que presque toutes les tolérances ont plus de pensionnaires que de lits. BM/2/39-47 : maison

XVIIIème siècle, à laquelle les défenseurs farouches de la moralité font appel durant tout le XIXème siècle malgré son application délétère, dispose qu'il est imposé :

« À tous propriétaires et principaux locataires des maisons [...], d'y loger ou sous-louer les maisons dont ils sont propriétaires ou locataires, qu'à des personnes de bonnes vie et mœurs et bien famées [et qu'il leur est défendu] de souffrir en icelle aucun lieu de débauche »[141].

En somme, tout est fait de façon à ce que le commerce sexuel puisse être surveillé et connu dans ses moindres manifestations par la Préfecture de police et qu'il ne se développe pas librement.

Placées d'office à la Salpêtrière

* Enfermer ou soigner ?

Si la maison close est un des deux lieux d'enfermement des femmes publiques les mieux étudiés par les historien·ne·s, l'autre élément est évidemment l'hôpital-prison. En revanche, le thème de la psychiatrisation des prostituées au XIXème siècle n'a pas fait l'objet d'une étude en soi. Nous avons vu que, comme l'explique Louis Fiaux, l'hôpital-prison sert à punir les femmes soumises et à mettre « à l'abri de tout poison et de tout accident » les clients de celles-ci en « faisant examiner les femmes internées et en retirant du marché, de la consommation, les avariées pour les emprisonner »[142]. Il ne s'agit pas ici de développer ce thème des prostituées à Saint-Lazare, mais d'établir un parallèle entre l'emprisonnement des prostituées à Saint-Lazare et l'internement de celle-ci à la Salpêtrière, en ce qu'ils constituent tous deux une hospitalisation carcérale.

---

de tolérance 1877-1939.

[141] Articles 2 et 3 de l'ordonnance du 9 novembre 1778. Cités par Aimée Lucas, *Les Dangers de la prostitution considérés sous le rapport de l'ordre public, de la morale et de l'administration*, Paris, chez l'auteur, 2de édition, 1841, p. 93.

[142] Docteur Louis Fiaux, *Les Maisons de tolérance..., op. cit.*, p. 3-4.

Ce sont les « étranges formules juridiques »[143] utilisées par les médecins dans les certificats médicaux des femmes vénales aliénées qui laissent penser que ces femmes ne sont pas confiées aux soins de l'hôpital, mais qu'elles sont davantage condamnées à y séjourner, telles que le sont les vénériennes dans les hôpitaux spéciaux[144]. Ainsi, les termes de « séquestration », « séquestrée », « maintenue », « rendue à la liberté », « rendue à la société », « enfermée », utilisés par les médecins de la Salpêtrière dans les registres d'entrées spécifient de façon claire le type de traitement dont les prostituées font l'objet dans cet asile. Il faut préciser que ce lexique est utilisé pour toutes les femmes considérées comme aliénées et qu'il n'est donc pas spécifique aux prostituées enfermées à la Salpêtrière. Ce type de prise en charge de la folie constitue les fous et les folles, non en malades que l'on doit soigner, mais en dangereux·ses criminel·le·s qu'il faut enfermer.

* Le placement d'office à la Salpêtrière entre 1850 et 1914

Toute prostituée qui figure sur les registres de la Salpêtrière est placée d'office, ce qui signifie que son internement a été exécuté à la demande du Préfet et qu'elle ne peut sortir de l'établissement sans risquer d'être poursuivie par la police. Les pathologies qui déterminent le placement des prostituées diffèrent assez peu de celles des femmes non vénales, elles varient selon les époques tout en conservant des formulations standardisées.

En ce qui concerne les registres d'entrées des années 1840, ils comptent entre 2 et 7 prostituées par an, soit un total de 23 personnes pour la décennie. Cela représente pour l'année 1849, par exemple, 7 femmes, soit 0,43 % des 1602 entrées d'aliénées[145]. Ces femmes sont admises pour des maladies telles

[143]Michel Foucault, *Histoire de la folie à l'âge classique*, Paris, Gallimard, 1972, p. 154.

[144]Il faut préciser que, si l'internement à la Salpêtrière constitue un maillon de la chaîne réglementariste à nos yeux, il n'est jamais mentionné par la littérature du XIXème siècle ; et la place qu'il occupe est quasiment inexistante.

[145]1Q2/164 : Registres de la Vieillesse-Femmes, 1849-1852 ; 6R3 : Registre d'observations médicales de la Salpêtrière, 1835-1852.

que la « démence » (13 %), la « paralysie générale »[146] (30 %), les manies[147] et monomanies (34 %) ou encore l'« épilepsie » (13 %), que les aliénistes attribuent toutes à la débauche[148].

À partir de l'année 1850 l'internement d'office des prostituées prend en revanche une allure beaucoup plus systématique[149]. Il se trouve entre 1 et 5 de ces femmes admises chaque mois à la Salpêtrière, soit un total de 104 prostituées inscrites entre 1850 et 1859. Ce groupe de femmes constitue 0,84 % des 1658 inscriptions sur les registres de la Salpêtrière pendant l'année 1850[150] et 1,29 % des 77 inscriptions durant le seul mois de janvier 1857[151]. Durant cette période la palette des motifs d'admission s'élargit, bien que la référence à la manie soit assez fréquente (38,5 %). La mise en asile pour délire alcoolique ou alcoolisme, qui ne se trouvait pas dans la décennie qui précède le Second Empire, apparaît dans les certificats médicaux (7,69 %), tandis que la paralysie générale reste, comme à la

---

[146]Cette pathologie est considérée pendant toute notre période comme un cas d'aliénation, nous y reviendrons plus bas.

[147]Ce diagnostic possède l'avantage d'être suffisamment imprécis pour être utilisé dans la plupart des cas de bizarreries, d'agitation, de désordres, d'énervement et de comportements obsessionnels. À tel point que l'article « Manie » du *Dictionnaire encyclopédique des sciences médicales* précise que la confusion et l'incertitude caractérisent la définition de ce terme. Dir. A. Dechambre, série 2, t. 4, Paris, Masson, p. 507-560.

[148]La quasi totalité des folies chez les prostituées (et de quelques rares femmes qui ne sont pas prostituées) internées entre les années 1830 et les années 1865 est attribuée à la débauche. Louis Fiaux affirme que « les cliniques de la Salpêtrière et des asiles d'aliénés, les infirmeries des prisons en apprennent long sur les névropathies d'origine prostitutionnelle » et que l'alcoolisme, le tabac ou encore la prison Saint-Lazare portent les derniers coups aux prostituées en déterminant la névrose et l'aliénation mentale. *Les Maisons de tolérance..., op. cit.*, p. 268. Sur ce thème, voir la deuxième partie.

[149]D'ailleurs Yannick Ripa note qu'à cette période, le placement d'office concerne 80% des internements psychiatriques pour les femmes, *La Ronde des folles. Femme, folie et enfermement au XIX*[ème] *siècle (1838-1870)*, Paris, Aubier, 1986, p. 17.

[150]6Q2/17 : Registre d'entrées des aliénées d'office de la Salpêtrière, 1850-1851.

[151] 6Q2/26 : Registres d'entrées des aliénées d'office de la Salpêtrière, 1856-1857.

période précédente, très courante (38,46 %). La durée des admissions, qui était jusque-là pour la plupart de 2 ou 3 ans, devient dans la majorité moins longue mais plus fréquente. Ainsi trouve-t-on dans les registres des années 1850 et 1860 des prostituées internées à 2, voire 3 reprises dans le même mois[152].

La tendance s'accélère pendant les années 1860 durant lesquelles on compte 117 prostituées aliénées répertoriées dans l'établissement, dont 28 en 1861, soit 1,53 % des 1827 femmes entrées cette année-là[153]. L'augmentation annuelle du nombre de prostituées asilées s'achève avec l'année 1866 qui ne totalise qu'une seule fille publique et ouvre une période de diminution du nombre d'occurrences de filles publiques parmi les registres[154]. Les années soixante se caractérisent par des certificats médicaux prolixes et riches en renseignements sur les maladies, la vie et le comportement des patientes de la Salpêtrière. Ces années voient l'apparition dans les observations médicales d'une insistance sur les carences intellectuelles des aliénées (débilité intellectuelle, imbécilité, idiotisme ou encore affaiblissement de l'intelligence), que l'on ne trouvait pas dans les registres des décennies précédentes, et qui constitue 32,47 % des motifs d'admission de cette période. La référence à l'alcoolisme (dipsomanie, habitudes alcooliques, folie alcoolique, abus ou excès alcooliques, délires alcooliques, abus de liqueurs), apparue pendant la décennie précédente, devient très usitée puisqu'elle représente 25,6 % des diagnostics totaux. Quant à l'hystérie et à l'épilepsie qui apparaissent à cette période, elles concernent 13,67 % des pathologies attribuées aux femmes publiques.

Les durées de séjour pour les prostituées de cette période sont généralement de quelques mois, rarement plus d'une année. Celles qui souffrent d'une paralysie générale meurent à la Salpêtrière, à l'exception de quelques-unes qui sortent si la

---

[152]Par exemple Catherine Françoise Derselle est internée le 7 mai 1852, soit 14 jours après sa sortie précédente de l'asile. AP-HP, 6R3 : Registre d'observations médicales de la Salpêtrière, 1835-1852 ; AP-HP, 6R/24 : Registre d'observations médicales de la Salpêtrière, 1851-1854 ; AP-HP, 6Q2/18 : Registre d'entrées des aliénées d'office de la Salpêtrière, 1852.

[153] 6R/6 : Registre d'observations médicales de la Salpêtrière, 1861-1866.

[154]*Ibid.*

paralysie n'est pas trop avancée.

À partir de la fin des années 1860 le nombre de femmes vénales présentes dans les registres diminue. Les registres des années 1870 totalisent entre 1 et 4 filles publiques par année, soit 33 pendant la décennie, et les observations médicales qui les concernent se réduisent à quelques mots. Il faut toutefois remarquer que cette diminution s'accompagne, à la fois, d'une diminution générale du nombre d'internements à la Salpêtrière et de la raréfaction de la mention de la profession des patientes. Ainsi, lorsque pendant les années 1860 on pouvait trouver jusqu'à 1800 femmes inscrites chaque année, l'année 1876 ne compte que 827 entrées dont 553 indigentes malades ou épileptiques[155].

A contrario la diversité des motifs d'admission s'élargit encore, faisant de la Salpêtrière un véritable hospice pour les vieilles femmes et les indigentes atteintes de maladies physiques. Ainsi trouve-t-on fréquemment les mentions « aveugle », « indigente », « cancérée » et encore « octogénaire » dans la case qui concerne la raison de l'internement. Quant aux motifs d'admission des personnes dont la profession de prostituée est précisée, ils concernent principalement l'alcoolisme (39,39 %), l'aliénation (30,30 %), la paralysie générale (9,09), l'hystérie et l'épilepsie (33,33 %) et la manie (39,39 %), à l'image de la décennie précédente. On note l'apparition récurrente du « délire des persécutions », apparu à la fin des années 1850, qui concerne 27,27 % des symptômes de maladies mentales chez les filles publiques. Chaque patiente peut présenter plusieurs maladies à la fois, ce qui explique que le total des pourcentages soit bien supérieur à 100. Ainsi Adrienne, Clarisse Aglaé Dumoulin, une fille publique célibataire âgée de 26 ans, est-elle hospitalisée à la Salpêtrière le 2 août 1876 pour ce qu'elle est dite souffrir d'hystérie, d'excitation maniaque et d'alcoolisme chronique. Selon le certificat de police du 23 juillet de la même année elle présente des idées de persécution, des angoisses et elle souffre d'insomnies. La femme Dumoulin sort de l'asile le 9 octobre 1876 en raison de la guérison de son alcoolisme chronique[156].

---

[155] 1Q2/175 : Registres d'entrées de la Salpêtrière, 1873-76.

[156] 6R/12 : Registre d'observations médicales de la Salpêtrière, 1875-1886.

Les registres des années 1880 et 1890 ne comptent pas plus de 2 de ces femmes inscrites à la Salpêtrière en vingt ans, alors que le nombre total de personnes inscrites est remonté à 1251 en 1886 et 1417 en 1895[157]. Ces deux femmes ont été arrêtées sur la voie publique parce qu'elles causaient du tapage et qu'elles étaient en état d'ébriété. Elles sont toutes les deux agitées, bruyantes et alcooliques. L'une d'entre elle meurt à la Salpêtrière 6 ans après son internement, l'autre est transférée dans un asile de province 9 ans après son entrée dans l'établissement[158]. Ces deux personnes se distinguent fortement des autres patientes inscrites pendant les mêmes années et qui sont, soit des jeunes filles de 14 et 17 ans, soit des petites filles de 2 à 4 ans, soit des hommes malades en externes (fait nouveau), soit des femmes pauvres qui viennent subir une ovariectomie ou simplement être hébergées en tant que « reposantes »[159].

Enfin, des années 1895 au premier conflit mondial aucune aliénée enregistrée à la Salpêtrière n'est indiquée comme fille publique. Nous n'avons pas trouvé l'explication de la disparition progressive des filles publiques, ou au moins de la disparition de la mention de leur profession, dans les registres de la Salpêtrière, ni dans les manuels écrits par les aliénistes qui y travaillent. Nous ne pouvons que suggérer l'hypothèse selon laquelle l'influence des protestations contre les abus permis par la loi de 1838, le déplacement de l'intérêt des psychiatres pour la prostitution sur d'autres déviances sexuelles et le remplacement des personnes aliénées par des malades externes à la Salpêtrière ont contribué à cet état de fait qui reste partiellement inexpliqué.

* Le transfère en province

Les aliénées qui sont jugées incurables par les médecins de la Salpêtrière sont transférées, avec l'accord de la Préfecture de

---

[157] *Ibid.* 6Q3/21 : Registre d'entrée des folles, idiotes et crétines, 1887-1895

[158] 6Q3/21 : Registre d'entrée des folles, idiotes et crétines, 1887-1895 ; 6Q2/71 : Registre d'entrée des aliénées d'office 1888-1894.

[159] 1Q2/183 : Registre des entrées de la Salpêtrière, 1895-1898 ; 1Q2/179 : Registre des entrées de la Salpêtrière, 1886-1889.

police, soit dans un asile de province (Blois, Toulouse, Pont l'Abbé, Auch, Caen, ou encore Saint-Alban), soit dans un asile de la région parisienne (Clermont-sur-Oise, Charenton). On peut formuler l'hypothèse selon laquelle le transfert manifeste la volonté d'éloigner au plus loin de Paris des femmes dont la présence dans la rue (opiniâtre et tapageuse) dérange considérablement la paix sociale[160]. Le cas de Clémentine Rosalie Rairie, une fille publique âgée de 20 ans, illustre bien ce postulat. Elle entre le 21 janvier 1862 à la Salpêtrière pour mélancolie, confusion d'idées et insomnies, après une période de détention à la maison d'arrêt de Saint-Lazare. À sa sortie de l'asile le 15 février 1862 on lui conseille de retourner à Vire, dans son pays natal. Quoi qu'elle ait fait de ce conseil, sa présence à Paris est attestée par le fait qu'elle est à nouveau internée le 30 mai 1863, puis est transférée à Caen, dans son Calvados originel, le 14 juillet 1863[161].

De plus, certaines prostituées sans abris arrêtées pour « vagabondage » représentent une charge que l'administration parisienne préfère déléguer à ses homologues de province, bien que les transferts soient très coûteux. On trouve ainsi dans les archives la trace de femmes qui passent de Saint-Lazare au dépôt de la Préfecture de police plusieurs fois dans le mois, avant d'être amenées à la Salpêtrière, puis transférées en province, parfois assez loin de Paris, pour réapparaître finalement quelques mois ou années plus tard à la Salpêtrière[162]. Par exemple, Virginie Alphonsine Guy est arrêtée et internée une première fois à l'âge de 18 ans, le 8 décembre 1858, pour

---

[160]L'historien Georges Didi-Huberman considère que la Salpêtrière est l'hôpital de tout le rebut féminin du XIXème siècle, Georges Didi-Huberman, *L'Invention de l'hystérie. ...*, *op. cit.*

[161]AP-HP, 6Q3-16 : Registre d'entrées des folles idiotes et crétines, Salpêtrière, 1860-1863 et 6Q2/38 : Registres d'entrées des aliénées d'office de la Salpêtrière, 1862.

[162]L'historienne Jeanne Gaillard affirme que « l'hospitalisation tend ainsi à être un mode secondaire de la vie urbaine ». En effet, les registres d'entrées à la Salpêtrière attestent du fait que de nombreuses prostituées aliénées n'ont pas d'autre lit que celui du dépôt ou d'un établissement hospitalier. Jeanne Gaillard, « Assistance et urbanisme dans le Paris du second Empire » dans lequelle elle considère que, « L'Haleine des faubourgs. Ville, habitat et société au XIXème siècle », *Recherches*, n°29, 1977, p. 395-396.

manie aiguë. Après 3 internements successifs à la Salpêtrière, elle est transférée à Amiens le 18 février 1861. En 1862, la femme Guy effectue un séjour à la prison Saint-Lazare puis est internée une quatrième fois à la Salpêtrière le 10 mai 1862. L'administration la fait à nouveau transférer à Amiens le 7 juillet 1862. Enfin, le 8 février 1873 cette personne quitte la prison, où elle était détenue jusque-là pour infraction au règlement, à cause du tapage dont elle fait preuve pour être internée pour la cinquième fois de son existence[163].

* Enfermer les aliéné·e·s pour protéger le système capitaliste

Michel Foucault attire l'attention sur le fait que la loi de 1838 permet la prise en charge des personnes dites folles par l'institution asilaire, afin d'affranchir les familles ouvrières de cette charge, et partant, de préserver leur force de travail pour la rendre disponible à l'exploitation[164]. De fait, la consultation des certificats médicaux utilisés lors des placements d'office à la Salpêtrière confirme que les aliénistes s'intéressent au fait que les malades ne sont pas en mesure de s'occuper d'elles-mêmes, ce qui nécessite leur prise en charge par l'établissement, ou au contraire qu'elles sont laborieuses et autonomes, et qu'en cela, on peut les rendre à la société. Cette mesure rationnelle, qui affranchit les familles ouvrières des soins à prodiguer à l'un·e des leurs, explique en partie l'inflation du nombre d'admissions de petites filles entre 3 et 14 ans[165] à la Salpêtrière à partir des

---

[163]AP-HP, 6Q2/57 : Registres d'entrées des aliénées d'office de la Salpêtrière, 1872. 1Q2/175 : Registres d'entrées de la Salpêtrière, 1873-76. 6Q2/37 : Registre d'entrées des aliénées d'office à la Salpêtrière, 1861-2.

[164]Il précise que cette mesure répond exactement au souci qui a été celui du gouvernement au moment de l'établissement de la loi sur l'enseignement primaire dans les années 1830, laquelle ne cherchait pas tant à éduquer ces enfants qu'à permettre aux parents d'être libres pour aller travailler. Michel Foucault, *Le Pouvoir psychiatrique..., op. cit.*, p. 211.

[165]On trouve en effet de nombreuses fillettes internées pour « mauvais instincts », « onanisme » et « pratiques obscènes » dans les registres d'observations médicales des années 1880 aux années 1910. Nous reviendrons sur ce point dans le premier chapitre de la seconde partie de ce travail, la motivation économique n'ayant pas été le seul motif

années 1890[166].

Une population mouvante à surveiller

Les arrestations des prostituées, qu'elles soient ou non aliénées, se font généralement de nuit, parce que c'est entre l'allumage des réverbères et 23 heures que les femmes soumises sont autorisées à sortir racoler, et parce que l'obscurité facilite les rafles. « Le coup de filet nocturne est comme donné au hasard au sein d'un peuple de la nuit intégralement soupçonnable »[167] écrit Simone Delattre dans sa thèse sur la nuit parisienne. Le caractère gyrovague des prostituées et leur mode de vie rendu précaire par les gains incertains rendent impossible tout contrôle fiable de celles-ci et, en cela, menacent la sûreté publique et justifient la mise en place de moyens de contrôle et de surveillance. Les arrestations de groupes, anonymes et nocturnes, permettent l'enregistrement des vagabondes et une

---

d'enfermement de ces enfants. Voir AP-HP, 6R/43 : Registre d'observations médicales de la Salpêtrière, 1899-1922. 6R/42 : Registre d'observations médicales de la Salpêtrière, 1885-1891. 6Q2/71 : Registre d'entrée des aliénées d'office, 1888-1894.

[166]Le certificat médical qui accompagne Céline Boussuge, une mineure âgée de 18 ans internée à la Salpêtrière le 19 juin 1906, illustre bien cette hypothèse. Il précise qu'elle travaille à l'asile et que si on la rendait à la liberté elle serait à la charge de sa mère, n'étant pas en état d'être livrée à elle-même pour exercer un travail à l'extérieur. Cela explique certainement qu'elle se trouve toujours à l'asile en 1922, soit 16 ans après son entrée. AP-HP, 6R/68 : Registre d'observations médicales de la Salpêtrière, 1906-1909.

[167]Simone Delattre, *Les Douze heures noires. La nuit à Paris au XIXème siècle*, Paris, Albin Michel, 2000, p. 270. Un article de journal conservé aux Archives de la Préfecture de police nous autorise à penser que ces arrestations étaient parfois absurdement répétitives : « Il est même arrivé à cette femme et à d'autres d'ailleurs, de venir deux fois au Dépôt dans la même journée. Ainsi, elle venait de passer la nuit au Dépôt, avait été relaxée le matin, par le sous-chef du 2e bureau et par le Dispensaire, puis, en rentrant chez elle, arrêtée sur le seuil de la porte. [...] Le soir, elle était écrouée au Dépôt et y passait la seconde nuit. APP, BA1685, article d'un journal découpé sans nom, 7 juin 1907.

certaine maîtrise de l'espace public. Car il ne s'agit pas de faire disparaître les prostituées, puisqu'elles ont une fonction dans la logique réglementariste, mais de les discipliner, en somme de les réduire uniquement et strictement à leur fonction d'égout séminal. En effet, les prostituées que l'on croise dans les registres appartiennent à la vaste et mouvante classe des femmes qui exercent des petits métiers ambulants et sont bien souvent sans attaches. Cette population, mobile et insaisissable, possède toutes les caractéristiques propres à inquiéter le Gouvernement puisque, dans l'imaginaire de l'époque, la mobilité est révélatrice d'inadaptation sociale :

« La population errante, sans attaches, dont la nuit est le refuge quotidien, paraît ne se définir que par la négative : l'absence de ressources, de domicile, de travail, de famille, de passé et d'avenir, le manque de prévoyance, d'hygiène, de moralité, toutes ces déficiences qui s'entretiennent mutuellement la privent d'identité »[168].

S'ajoute au stigmate social de la pauvreté et de la précarité, le discours des anthropologues qui tiennent la non-fixité pour une caractéristique des personnes qui appartiennent aux races inférieures (dont les prostituées feraient partie), en ce que la constitution de leur cerveau serait semblable à celle des singes et des enfants[169]. C'est en raison de cette croyance que les médecins affirment, depuis Alexandre Jean-Baptiste Parent-Duchâtelet, que les femmes vénales sont instables physiquement et intellectuellement. On constate d'ailleurs dans les registres des clandestines conservés aux archives de la Préfecture de police que ces femmes déménagent très souvent, au gré des arrestations, des amants et des dettes[170]. Et de fait, cette pratique constitue une stratégie de protection très répandue chez les filles publiques, comme cette autre façon d'échapper au contrôle de l'administration, qui consiste à utiliser des dénominations inventées et changeantes. On trouve ainsi, dans

---

[168]Simone Delattre, *Les Douze heures noires..., op. cit.*, p. 339.

[169]À ce sujet, voir Nélia Dias, *La Mesure des sens. Les anthropologues et le corps humain au XIX*ème *siècle*, Paris, Flammarion, 2004, p. 134-137.

[170]APP, BB/1 : Registre de la Police des Mœurs. Édité et introduit par Gabrielle Houbre, *Le Livre des courtisanes..., op. cit.*, 637 p.

les archives de la police et de la Salpêtrière, des femmes dont les noms et prénoms ont été corrigés et rajoutés par la Préfecture de police, au fil des découvertes faites par les agents[171].

II- Les prostituées : femmes laborieuses, femmes dangereuses

Filles soumises insoumises

* Mesures punitives et interdiction juridique

La plupart des prostituées qui figurent dans les registres de la Salpêtrière sont signalées comme « filles publiques ». Celles qui sont notées « filles soumises » sont très rares, aussi pourrait-on penser qu'elles seules sont inscrites à la Préfecture de police, mais on trouve quelques « filles publiques » arrêtées pour contravention au règlement (ce qui indique qu'elles figurent sur les registres de la Préfecture) ou pour lesquelles leur inscription est précisée. Il nous est impossible de savoir quelle distinction les greffiers de la Salpêtrière faisaient entre les « filles publiques » et les « filles soumises », et même s'ils en faisaient une.

Nous avons dit que les agents des mœurs considèrent les femmes inscrites à la Préfecture comme leur propriété et qu'ils estiment pouvoir les arrêter à tout moment et sans véritable raison. La consultation des registres de la Salpêtrière permet d'établir le fait que, comme l'emprisonnement, l'internement sert de mesure punitive pour les filles publiques qui font preuve d'indiscipline[172]. En effet, il se trouve dans les registres d'entrées

[171]Cela a pour conséquence de compliquer la tâche des historien·ne·s qui sont obligé·e·s de jouer les détectives. Ainsi la femme Saget porte-elle, au gré des différents registres, les noms de Marie, Marguerite, Bellisante, Rosine ou encore Margote. AP-HP, 6R/78 : Registre d'observations médicales de la Salpêtrière, 1852-60 ; 6Q3-16 : Registre d'entrées des folles idiotes et crétines, Salpêtrière, 1860-1863.
[172]Yannick Ripa écrit à ce sujet que « la médecine aliéniste flirte avec la religion, la morale, la police ; elle se fait gardienne de l'ordre », *La Ronde des folles.., op. cit.*, p. 11.

à la Salpêtrière des prostituées arrêtées par la police pour infraction au règlement, injures aux agents et outrages. Elles sont généralement ivres et agitées, en quoi le Préfet juge bon de les envoyer à la Salpêtrière comme aliénées. Ces personnes restent bien souvent assez peu de temps dans l'asile, quelques semaines tout au plus. Cependant, on les retrouve presque systématiquement quelques mois plus tard pour les mêmes motifs.

En effet, la ville de Paris ne possède pas d'autre lieu pour accueillir les personnes en état d'ivresse et aider celles qui souhaitent guérir de leur alcoolisme. C'est ainsi que Désirée Louise Victoire Eymard, une fille publique d'une trentaine d'années, est arrêtée le 23 août 1862 pour infraction au règlement et menée à la Salpêtrière sans autre motif.[173] Quant à Almyre Lochet, une fille publique de 54 ans, elle est placée d'office le 5 décembre 1880 en raison de son « alcoolisme chronique », de son « scandale sur la voie publique » et des « outrages aux agents » auxquels elle s'est livrée[174]. Elle sort le 10 avril 1890, puis est réintégrée à 10 reprises avant de décéder le 25 août 1895 à la Salpêtrière.

L'internement psychiatrique a ceci de très commode qu'il permet d'enfermer un individu, de l'empêcher d'agir sans passer par une procédure judiciaire qui ne s'applique pas aux prostituées[175]. Il faut préciser qu'un certain nombre de femmes qui ne sont pas des prostituées mais qui sont amenées au dépôt pour vagabondage ou outrage à agents ne sont envoyées ni à Saint-Lazare, ni à la Salpêtrière et sont simplement relâchées

---

[173] AP-HP 6R/6 : Registre d'observations médicales de la Salpêtrière, 1861-1866 et 1Q2/170: Registre d'entrées de la Salpêtrière, 1861-1862.

[174] AP-HP 6Q3/21 : Registre d'entrée des folles, idiotes et crétines, 1887-1895.

[175] La prostitution ne relève pas de la justice mais fait partie du domaine de chasse gardée de la police. Jacques Prévault écrit à propos des internements d'office : « Ils ont rasé la Bastille avec vacarme, mais se sont empressés, peu après, d'en édifier d'autres – seulement un peu mieux dissimulées et surtout disséminées - afin de pouvoir plus facilement, sous le couvert de "mesures de sécurité", "mettre à l'abri" certains individus que le principe de la légalité des délits et des peines ne permettrait pas d'incarcérer », *L'Internement administratif des aliénés*, Paris, Pichon, 1955, p. 2.

après avoir passé une nuit au dépôt, alors que toutes les prostituées sans exception font l'objet d'un internement ou d'un emprisonnement. Cela vient confirmer l'hypothèse selon laquelle la mesure d'enfermement psychiatrique peut être provoquée, ou du moins influencée, par la profession exercée par la femme arrêtée par les agents de police.

De plus, cet enfermement a pour fonction, non seulement de punir mais encore et surtout de faire perdre toute légitimité à la personne dite folle. Tandis que l'emprisonnement est une mesure prise contre une personne douée de raison, en d'autres termes une réaction face à une menace qu'il faut prendre en considération, - la prisonnière étant une ennemie et une rivale - le propre de l'internement est de minoriser les interné·e·s, en ce que la caractéristique de l'aliéné·e est son défaut de raison. Cela par opposition au médecin qui incarne la raison scientifique, ce qui lui confère, plus que toute autre chose à cette époque, une autorité incontestable. L'internement psychiatrique entraîne, sous couvert d'absence de raison chez l'aliéné·e, la dépossession des personnes internées de leurs droits civiques, soit la déchéance de leur statut d'individu au sens moderne. L'article « aliéné » du *Dictionnaire* indique à ce propos :

« Pendant toute la durée de la maladie qui trouble la raison, l'aliéné est d'une manière permanente incapable des droits et des devoirs de la vie sociale. [...] le trouble de la raison dans l'aliénation mentale n'entraîne pas seulement l'incapacité professionnelle, politique et civile, il est exclusif de la liberté morale et il motive une irresponsabilité des actes personnels, que les législations pénales doivent consacrer en la définissant »[176].

---

[176] *Dictionnaire encyclopédique des sciences médicales.., op. cit.*, p. 51. Michel Foucault écrit dans *L'Histoire de la folie à l'âge classique* que l'interdiction est la condition indispensable de tout internement : « cela veut dire que pour la première fois l'homme aliéné est reconnu comme incapable *et* comme fou ; son extravagance, perçue immédiatement par la société, limite, mais sans l'oblitérer, son existence juridique », *op. cit.*, p. 175.

* Persécutions policières ou « délire des persécutions » ?

On trouve dans les registres d'entrées à la Salpêtrière quelques cas de femmes placées d'office dont il s'avère qu'elles ne présentent aucun trouble qui puisse justifier leur internement. C'est ainsi qu'Alexandrine Lebrun est arrêtée le 21 août 1860, puis mise « à la disposition de M. Lecour ». Celui-ci la fait mener à la Salpêtrière le jour même avec le certificat du Docteur Baillarger, médecin de l'infirmerie spéciale du dépôt, qui indique qu'elle « paraît atteinte d'hystéro-épilepsie ». Une fois internée à la Salpêtrière, le certificat de quinzaine précise qu'elle « n'a rien eu d'anormal depuis son entrée », ce qui a pour conséquence sa libération le 15 octobre 1860[177]. Le cas de Françoise Dufour, une prostituée de 51 ans, est similaire. Cette personne est admise à l'asile le 26 février 1861 pour une épilepsie. Elle sort le 16 novembre parce qu'elle n'a pas eu d'attaque depuis son entrée dans le service et que les médecins jugent inutile de la garder plus longtemps[178]. Ces deux internements, qui ne sont pas isolés, permettent d'affirmer que l'administration préfectorale peut procéder à des internements qui ne sont justifiés que par la volonté de faire enfermer des personnes qui perturbent l'ordre social.

Le « délire des persécutions » apparaît à la fin des années 1850 dans les certificats médicaux, au moment même où les internements punitifs se multiplient. La référence à cette pathologie atteint une fréquence régulière au début des années 1860 pour devenir quasiment systématique dans les années 1870-1880[179].

Le fait que l'un des symptômes d'aliénation les plus fréquents dans les registres d'entrées soit le délire des persécutions accrédite notre hypothèse selon laquelle les arrestations incessantes auxquelles sont soumises les prostituées peuvent être apparentées à une forme de persécution de la part des agents de police. D'ailleurs, les propos de certaines prostituées qui souffrent selon les médecins de délire des persécutions

---

177AP-HP 6R/6 : Registre d'observations médicales de la Salpêtrière, 1861-1866 et 1Q2/170: Registre d'entrées de la Salpêtrière, 1861-1862.

178*Ibid.*

179Il faut préciser que ce motif est indiqué pour toutes les femmes internées, qu'elles soient ou pas prostituées.

rappellent la crainte d'être poursuivies par les policiers et le sentiment d'être l'objet de malfaisances. Ainsi, Caroline Josèphe Suzanne Wasson manifeste-t-elle la crainte d'être poursuivie et considère-t-elle que la police désire sa perte. Elle est internée à plusieurs reprises entre le mois d'avril 1875 et le mois de septembre 1881, sur la demande de la Préfecture de police, mais les médecins de la Salpêtrière ne constatent aucune trace d'aliénation chez elle[180]. Quant à Marie Élise Joséphine Victoire Bouvet, une fille publique de 44 ans prévenue « d'outrages aux agents », elle se dit en butte à la haine des sergents de ville. Elle est arrêtée et internée pour la deuxième fois le 7 mars 1874 et sort le 24 mars de la même année car elle fait preuve de bon sens dans ses réponses et « [n'a] point donné de signes d'aliénation mentale »[181].

Cela nous permet de soutenir que ce qui est pris comme pathologique et qui justifie l'enfermement est en fait le résultat même de la politique coercitive préfectorale[182]. Ces abus sont d'ailleurs avérés par l'existence d'un mouvement de contestation des pratiques psychiatriques, comme nous allons le voir à présent.

---

[180]AP-HP, 6R/11 : Registre d'observations médicales de la Salpêtrière, 1875-1877 ; 6R/85 : Registre d'observations médicales de la Salpêtrière : 1873-1876 ; 6R/12 : Registre d'observations médicales de la Salpêtrière, 1875-1886.

[181]AP-HP, 6R/85 : Registre d'observations médicales de la Salpêtrière, 1873-1876.

[182]E. Esquirol notait dès 1820 que « l'influence de la religion sur la conduite des peuples s'étant affaiblie, les gouvernemens (sic), pour maintenir les hommes dans l'obéissance, ont eu recours à la police : depuis lors, c'est la police qui trouble les imaginations faibles », *De la Lypémanie ou mélancolie*, Toulouse, Privat, 1976 (1820), p. 80. Sur le délire des persécutions, voir l'ouvrage du docteur Henri Legrand du Saulle, *Le Délire des persécutions*, Paris, Plon, 1871, 524 p.

LES CRITIQUES DU SYSTÈME

Chapitre troisième

I- Abolir la prostitution et la police des mœurs

Un système médical inefficace et illégal

Le principal reproche adressé au système français consiste à dire que la surveillance médicale (principe qui fonde la légitimité du réglementarisme[183]) est inefficace. Émile Quantin, membre de la Société de médecine pratique, est un des premiers à s'opposer à ses confrères dans un livre dont la publication en 1863 est bientôt suivie par celle de l'ouvrage du docteur Julien Jeannel, professeur honoraire à l'École de Médecine de Bordeaux et ex-médecin en chef du dispensaire de salubrité de cette ville, dans lequel il écrit : « soyons de bonne fois et cessons de nous complaire dans l'admirative contemplation de nos œuvres. En réalité les mesures prises à Paris pour assurer les visites sanitaires des prostituées isolées sont tout à fait défectueuses »[184]. En effet, les critiques issues du monde médical apparaissent à partir des années 1860, sans être organisées comme le sera plus tard l'abolitionnisme. Ainsi Armand Desprès déclare-t-il en 1877 « que la surveillance

---

[183]Le docteur Reuss prétend même que le règlement serait à éliminer si la visite sanitaire des prostituées n'était pas indispensable : « La prophylaxie de la syphilis seulement, indiscutable et nécessaire, permet de conserver une réglementation que quelques uns qualifient volontiers de barbare et d'attentatoire à la liberté individuelle et d'excuser des mesures de répression qu'il faudrait condamner sans retour, si la vérole n'existait pas », *La Prostitution au point de vue de l'hygiène ..., op. cit.*, p. 385.

[184]Émile Quantin, *Prostitution et syphilis. Lettres d'un médecin de Paris à un confrère de province*, Paris, Savy, 1863, 70 p. Jeannel docteur Julien François, *De la Prostitution publique..., op. cit.*, p. 363-364.

exercée par la *police des mœurs* est absolument illusoire »[185], tandis que R. Decante affirme que « ce système [est] aussi illégal qu'odieux » et qu'il est contre-productif puisque la crainte des vexations qui accablent les filles publiques, atteintes d'une maladie vénérienne, les pousse à ne pas aller se faire soigner[186]. Pour lui, le système du dispensaire de salubrité est à revoir entièrement pour ce qu'il est incapable en l'état de protéger la santé publique. Il avance, comme preuve de ce qu'il affirme, que les « médecins du Dispensaire sont débordés et ne peuvent suffire à examiner attentivement toutes les femmes qui, certains jours, atteignent le chiffre de 400 »[187]. Quant à Yves Guyot, il affirme que les médecins du dispensaire effectuent, en moyenne, cinquante-deux visites par heure et que les spéculums ne sont pas nettoyés (ou seulement rincés) entre chaque patiente[188].

Il significatif de considérer que c'est au moment où l'efficacité du système français est la plus contestée, en l'occurrence à la fin du Second Empire, que se met en place ce qu'Alain Corbin appelle le « néo-réglementarisme ». Cela s'explique par deux raisons : tout d'abord, par le choix exercé par la Préfecture de police de préférer répondre aux attaques par un durcissement de ses pratiques, une façon d'affirmer leur validité, plutôt que de plier aux exigences des tenant·e·s de sa disparition. Ensuite parce que les années qui voient l'avènement simultané du néo-réglementarisme et de l'abolitionnisme sont celles qui suivent la chute de l'Empire, les dénouements tragiques consécutifs à la Commune et à la guerre franco-prussienne, et parce que ce contexte socio-politique est propice à l'établissement efficace d'une propagande nataliste et patriotique, et à une vague de syphilophobie[189] à laquelle le

---

[185]Armand Desprès, *Extrait du mémoire sur les effets de la prostitution organisée au point de vue hygiénique*, Paris, Au secrétariat du groupe d'initiative de la pétition, 1877, n.p.

[186]R. Decante, *La Lutte contre la prostitution*, Paris, Giard et Brière, 1905, p. III. L'auteur est juge au tribunal civil de Châteaudun et membre correspondant de la Société de médecine légale de France, récompensé par l'Académie des Sciences morales et politiques.

[187]Armand Desprès, *Extrait du mémoire..., op. cit.*, p. 283.

[188]Yves Guyot, *La Prostitution. Étude de physiologie sociale*, Paris, Charepentier, 1883 (1882), p. 296.

[189]Voir à ce sujet le premier chapitre de la deuxième partie consacré au

réglementarisme participe largement. En effet, les prostituées représentent l'anti-patriotisme par excellence dans l'imaginaire de l'époque, en ce que, premièrement, elles utilisent des moyens de contraception, et donc ne participent pas à la repopulation ; et deuxièmement, elles sont vues comme le vecteur privilégié des maladies vénériennes qui « portent à l'espèce humaine le plus grave préjudice, qui diminuent l'essor de la population par la stérilité qu'elles engendrent et ôtent à la race sa vigueur »[190].

Aux critiques médicales de la police des mœurs s'ajoutent durant le dernier tiers du XIXème siècle et les premières années du XXème siècle des notions égalitaristes et libérales issues des deux révolutions françaises de 1789 et 1848. Le docteur Ladame dénonce à cette fin l'institution de la police des mœurs qui serait le « vestige de la tyrannie d'un autre âge » et pratique la chasse à la femme, ce qui aurait pour effet de propager la folie parmi les filles de joie[191]. Pour sa part, le docteur Manquat se pose la question de savoir si « l'on est partisan d'un passé de coercition brutale ou si l'on veut marcher vers un avenir de perfectionnement moral et social », et s'il est souhaitable de continuer à « maintenir dans l'oppression et hors des droits de l'homme toute une catégorie d'êtres humains »[192]. À l'opposé Auguste Corlieu répond aux personnes qui veulent abolir la police des mœurs que :

« la prostitution est vieille comme le monde : c'est un mal qu'on ne détruira pas, mais qu'il faut réglementer, quoi qu'en disent les partisans de la liberté à outrance »[193].

Quant au docteur Martineau, il explique que la lutte contre la dégénérescence de la Nation justifie l'irrespect des libertés individuelles et qu'« en hygiène publique, les intérêts de tout le

---

péril vénérien.

[190]Joseph Garin, *De la Police sanitaire et de l'assistance publique dans leurs rapports avec l'extinction des maladies vénériennes*, Paris, V. Masson et Fils, 1866, p. VII.

[191]P. Ladame, *De la Prostitution dans ses rapports avec l'alcoolisme, le crime et la folie*, conférence publique faite à Lyon le 22 mars 1884, Neuchâtel, Secrétariat général de la Fédération, 1884, p. 5.

[192]A. Manquat, « Prophylaxie de la syphilis ... », *op. cit.*, p. 18.

[193]Auguste Corlieu, *La Prostitution à Paris..., op. cit.*, p. 12.

monde priment les intérêts de chacun, et c'est justice »[194.] Enfin Charles-Jérôme Lecour s'étonne qu'on n'hésite pas à sacrifier les meilleurs hommes au combat pour la sauvegarde de la Nation alors qu'on a des scrupules à sacrifier des femmes aux mœurs douteuses qui sont dangereuses pour la santé publique[195].

La croisade abolitionniste et le féminisme de Josephine Butler

Parallèlement aux débats philosophico-politiques des médecins et des politiciens, des groupes, majoritairement composés de femmes, s'organisent en fédérations dites abolitionnistes. Le terme « abolitionnisme »[196] désigne l'opposition théorique à la réglementation de la vente de services sexuels par la police des mœurs et les applications politiques de cette opposition à travers la publication de pamphlets, la diffusion de tracts et de pétitions et l'organisation de colloques et de conférences visant à convaincre l'opinion publique de l'importance de cette lutte[197]. Cette conception est

---

[194]Louis Martineau, *La Prostitution clandestine..., op. cit.*, p. 11.

[195]« On s'arrêterait devant la liberté individuelle et la vie privée d'une débauchée ou d'une prostituée ! » s'exclame-t-il, *La Campagne ..., op. cit.*, p. 14.

[196]Le terme a été inspiré par celui qui faisait référence à l'abolition des lois esclavagistes et raciales. On sait que la famille de Josephine Butler était antiesclavagiste et qu'elle-même était très inspirée par ce courant de pensée. À partir de la seconde moitié du XXème siècle, l'abolitionnisme ne vise plus l'abolition des lois spéciales concernant la prostitution (au contraire, il en exige de nouvelles pour limiter le racolage, empêcher la traite et contraindre les clients à l'abstinence) mais l'abolition de la prostitution en elle-même.

[197]À ce sujet voir les ouvrages de P. Baldwin, *Contagion and the State in Europe: Disease, power and imperialism,* New Haven, Yale University Press, 1997 ; Paula Bartley, *Prostitution. Prevention and reform in England, 1860-1914,* Londres, New York, Routledge, 2000, 229 p ; Paul McHugh, *Prostitution and Victorian social reform,* London, Croom Helm, 1980 ; Frank Mort, *Dangerous Sexualities. Medico-Moral Politics in England since 1830*, New York, Routledge, 1987, 280 p ; Keith Nield, *Prostitution in the Victorian age. Debates on the issue, from 19th century critical journals,* Angleterre, Gregg

née en Grande-Bretagne à la suite du vote par le Parlement britannique des *Contagious Diseases Acts* en 1864, 1867 et 1869[198]. Ces lois sur les maladies contagieuses mettent en place un système sanitaire semblable à celui qui existe en France, qui impose des visites gynécologiques aux femmes suspectées de vénalité et leur enfermement en *lock-hospital* (l'équivalent de l'hôpital-prison en France) si elles sont trouvées malades. Les *CD Acts* s'appliquent aux villes de garnisons de la Grande-Bretagne et visent à protéger les troupes des risques de contagions vénériennes par les prostituées[199].

---

international publishers limited, 1973, 535 p ; Mary Sponberg, *Feminizing venereal disease. The body of the prostitute in nineteenth-century medical discourse*, Houndmills, Macmillan Press, 1997, 231 p ; Judith R., Walkowitz *City of dreadful delight : narratives of sexual danger in late-Victorian London*, Londres, Virago, 1992, XIV-353 p ; Judith R. Walkowitz : *Prostitution and Victorian Society. Women, Class and the State*, Cambridge, Cambridge University Press, 1980, VII-347 p.

[198]Ces lois seront abrogées en 1886 après 22 ans de luttes acharnées.

[199]Les réactions de contestation aux *Acts* ont été facilitées part l'émergence d'une conscience féministe en Grande-Bretagne. *The National Association for the Repeal of the Contagious Diseases Acts* est créée en 1869 suivie par *The Ladies National Association for the Repeal of the Contagious Diseases Acts* (LNA) à l'initiative de E.C. Wolstenholme et de Josephine Butler. La campagne de la LNA a été connue grâce à la publication d'un manifeste dans le *Daily News* du 1er janvier 1870, entre autres, par Hariett Martineau, Florence Nightingale et Josephine Butler. Les auteures du *Women's manifesto* dénoncent l'asymétrie fondamentale des lois sur les maladies contagieuses, qui ne seraient adressées qu'aux seules femmes pauvres, puisque les *CD Acts* prévoient l'arrestation de toute personne ayant l'air d'une prostituée et un emprisonnement de 6 mois pour celles qui auraient contaminé un soldat, cependant qu'ils ne prévoient aucune sanction pour les militaires qui ont contaminé leurs partenaires. Ces emprisonnements sont réalisés sur la base du seul témoignage des militaires et sont donc propices aux règlements de compte entre amant·e·s. Les militantes de la LNA exigent en outre une morale unique pour tous les êtres humains, sans distinction de sexe ou de classe, et l'arrêt des violences policières à l'endroit des prostituées. À ce sujet voir les archives de Josephine Butler, Florence Nightingale et la Fédération abolitionniste conservées à la *Women's Library* de Londres. 3AMS/B/05/01 : Maladies vénériennes, 1879-1926, rapports des examens gynécologiques, hôpitaux, traitements des vénériennes,

Les associations féministes abolitionnistes françaises et anglaises sont particulièrement intéressantes en ce qu'elles représentent les premières organisations politiques indépendantes et non-mixtes féminines en Angleterre, près de dix ans avant les mouvements suffragistes. Cependant, si les idées égalitaristes qu'elles avancent sont tout à fait progressistes, les buts de ces organisations sacrifient néanmoins largement à une morale restrictive et conservatrice. En effet, ces abolitionnistes sont majoritairement des femmes blanches de culture protestante qui appartiennent à la bourgeoisie ; bien qu'elles affichent une solidarité de genre avec les prostituées[200], leurs conceptions morales les empêchent certainement de concevoir la prostitution comme une stratégie économique[201] et de débattre de ces questions hors du cadre normatif de leur culture de classe propre[202].

Josephine Butler s'offusque de ce qu'il « y [ait] autour de nous des femmes par milliers [...] qui sont exclues de leur destination originelle et condamnées à ne jamais goûter ni les douceurs du chez-soi, ni l'état conjugal, ni la paix

---

statistiques. Archives de la *Women's Library* de Londres.

[200]« C'est aux femmes, mes sœurs et mes compagnes d'humiliation, que je veux parler en premier lieu » affirme Josephine E. Butler dans son ouvrage *Une Voix dans le désert*, Neuchâtel, 1876 (2e édition), p. 8.

[201]Jacques Solé écrit « la prostitution attire [...] les filles pauvres parce qu'elle constitue une promesse de mobilité sociale [...]. Moyen illégitime, *parmi d'autres*, de promotion sociale, elle ne constitue pas une malédiction morale mais une stratégie professionnelle», *L'Âge d'or de la prostitution. De 1870 à nos jours*, Paris, Plon, 1993, p. 48.

[202]Cela explique pourquoi les solutions proposées par les mouvements abolitionnistes aux prostitué·e·s mineur·e·s et/ou en difficulté consistent uniquement en l'accueil dans des centres où ils et elles reçoivent une formation qui vise à leur inculquer les principes moraux de la bourgeoisie et à leur donner un métier respectable. À ce sujet voir l'article de Céline Leglaive-Perani, « l'Association israélite de protection de la jeune fille et la lutte contre la « traite des blanches » au début du XXème siècle », *La Prostitution des mineur(e)s au XXe siècle*, *Revue d'histoire de l'enfance « irrégulière »*, n°10, Roubaix, ENPJJ, 2008, p. 139-149. Voir également l'ouvrage de Linda Mahood, *The Magdalenes: Prostitution in the Nineteenth Century*, Londres, Routledge, 1990, IX-205 p.

domestique »[203]. Elle trouve particulièrement révoltant que ces femmes pauvres voient la maternité comme une malédiction et fassent tout pour y échapper. Les valeurs propres à sa classe l'empêchent de prendre en considération le fait qu'une grossesse peut être une calamité lorsqu'on n'a pas de quoi se nourrir et qu'on passe ses journées à l'extérieur pour gagner quelques sous. Elle se propose donc d'aider ses sœurs malheureuses à la condition que celles-ci modifient leur comportement et refusent leur vie de débauche, comme elle l'explique ici : « comme nous aurions pu devenir ce qu'elles sont, un jour elles pourront [...] devenir ce que nous sommes. Il y a pour elles, et plus qu'on le pense, une réhabilitation possible »[204]. R. Decante met en exergue l'attitude des abolitionnistes qui consiste à se tourner vers les prostituées comme on s'abaisse vers « tous les déshérités de la vie » et que l'on se préoccupe « avant tout, des moyens de relever cette créature déchue »[205]. L'auteur rapporte à ce sujet les propos de Mme Scheven qui résume parfaitement la perspective moralisatrice et le mépris d'une partie des militant·e·s abolitionnistes pour les femmes pauvres. Selon cette personne, les abolitionnistes ne considèrent pas la disparition de la syphilis comme le but des efforts réalisés par les abolitionnistes mais comme la suppression de « *la punition infligée par la nature à l'homme vicieux* » dont la conséquence serait une « syphilisation morale pire encore que la syphilis du corps ». Ce en quoi elle conclut que la médecine ne devrait pas chercher de remèdes contre les maladies vénériennes[206].

---

[203]Josephine E. Butler, *Une Voix..., op. cit.*, p. 21.

[204]*Id.*, p. 22. Charles-Jérôme Lecour écrit, au sujet de Josephine Bulter : « cette personnalité de puritaine, de prêcheuse, qui se lançait avec une sorte d'exaltation imprudente dans un débat dont elle ignorait *les dessous*, m'étonna et me surprend encore aujourd'hui. [...] à l'égard des prostituées, il n'y a pour les femmes respectables, pour les prêtres et pour les pasteurs, qu'un rôle à jouer : c'est l'effort de moralisation et l'assistance charitable », *La Campagne ..., op. cit.*, p. 313.

[205]R. Decante, *La Lutte contre..., op. cit.*, p. 4-5.

[206] *Id.*, p. 275.

La campagne abolitionniste contre la Préfecture de police

En 1874 Josephine Butler lance « une sainte croisade »[207] en France et en Suisse pour promouvoir les théories abolitionnistes. Elle réclame le « retour à la loi divine, en opposition aux lois impures et aux brutales ordonnances des hommes »[208]. À Paris, la dame anglaise visite l'hôpital-prison Saint-Lazare, donne des conférences et rencontre le Préfet et des hommes politiques[209]. Dans ses discours elle conspue la tolérance des gouvernants à l'égard de l'« institution de débauche » (les maisons de tolérance françaises) qui « introduit la tolérance du vice dans les rapports sociaux »[210]. L'influence de J. Butler devient tangible à partir de ce que Charles Lecour appelle la « levée du siège », qui est en fait le lancement d'une publication quotidienne, à partir du le 4 avril 1876, de pamphlets attaquant la police des mœurs dans les revues : *Les Droits de l'homme*, le *Radical* et la *Lanterne*[211].

L'apogée de cette croisade menée contre la Préfecture de police réside dans la reconnaissance des idées abolitionnistes[212] lors de la séance du 28 décembre 1880 du Conseil municipal de Paris. Durant celle-ci, le Conseil reconnaît que « l'institution

---

[207]Pour J. Butler, La prostitution est « un fléau social » qu'il faut combattre et dont la disparition « dépend par dessus tout du relèvement du niveau de la moralité chez l'homme », *Une voix..., op. cit.,* p. 46 et 49. Voir à ce sujet Josephine E. Butler, *Souvenirs personnels d'une grande croisade*, 2 t. Paris, Librairie Fishbacher, 1900, 164 p et 202 p.

[208]*Id.,* p. 6. Plus concrètement J. Butler et ses collègues abolitionnistes exigent la fermeture des maisons closes, l'abolition du réglementarisme et la disparition de la police des mœurs.

[209]Voir à ce sujet Alain Corbin, *Les Filles de noces..., op. cit.,* p. 316 et suivantes.

[210]*Id.*, p. 46.

[211]Ces articles sont l'œuvre du journaliste Yves Guyot. Ils sont accompagnés de la diffusion d'une pétition adressée à l'Assemblée nationale et destinée à exiger la suppression immédiate du service des mœurs (annexe n° 3). Voir à ce sujet l'ouvrage de Charles-Jérôme Lecour, *La Campagne ..., op. cit.*

[212]Les propositions de réformes avaient été formulées par Yves Guyot lors du Congrès de la Fédération britannique continentale et générale, qui s'était tenu à Gênes le 29 septembre 1880, et avaient été publiées par *La Lanterne* le 6 octobre 1880. Charles-Jérôme Lecour, *La Campagne ..., op. cit.*, p. 345.

actuelle de la police des mœurs est attentatoire à la liberté individuelle » et qu'elle ne produit pas les résultats qu'elle devrait fournir quant à la diminution des maladies syphilitiques et à la surveillance des délits de droit commun[213]. Ce constat amène les membres du Conseil à demander la réorganisation de la police des mœurs, du système médical qui l'accompagne, et la prise en charge des affaires qui concernent le commerce sexuel par les voies judiciaires du droit commun.

Cette loi ne prendra jamais effet mais aura pour conséquence de fragiliser la réputation de l'institution préfectorale. Cette première offensive est répétée en 1881 lorsque le Congrès international des sciences médicales se réunit à Londres dans le but de porter le dernier coup aux théories des médecins qui défendent la réglementation. Si l'on en croit R. Decante, les idées abolitionnistes ont eu néanmoins un impact sur les pratiques policières en ce qu'elles auraient consisté dans la suppression des mesures coercitives les plus choquantes de la police des mœurs. Cet auteur conclut même en disant « qu'actuellement la règlementation tout entière trahit, dans son application, l'hésitation d'un Préfet influencé par les indications abolitionnistes »[214]. Malgré tout, la situation reste semblable pour plusieurs dizaines d'années puisque Havelock Hellis écrit encore en 1935 que :

« la réglementation des prostituées n'est désirable ni pour des raisons morales, puisqu'elle ne s'applique qu'à un sexe et non à l'autre, ni pour des raisons pratiques, parce qu'elle développe l'hypocrisie sociale »[215].

La permanence de cette réglementation, jusqu'en 1946, témoigne de l'importance politique et sociale du règlementarisme.

---

[213]Charles-Jérôme Lecour, *La Campagne ..., op. cit.*, p. VII-VIII.
[214]R. Decante., *La Lutte ..., op. cit.*, p. 146.
[215]Havelock Hellis, *La Prostitution, ses causes, ses remèdes*, t. 5 des *Études de psychologie sexuelle*, Paris, Mercure de France, 1965 (1935), p. 55. Comme nous l'avons expliqué au chapitre précédent, la réglementation du commerce sexuel est abolie avec la loi Marthe Richard le 13 avril 1946, mais les pratiques de fichage continueront durant tout le XXème siècle. À ce sujet, voir l'article de Lilian Mathieu, «Débat d'étudiants ... », *op. cit*.

II- Les critiques de la loi de 1838 et leurs effets sur les internements à la Salpêtrière

Les premières critiques adressées à la loi sur les aliéné·e·s de 1838 datent du Second Empire, soit à peine plus de dix années après son entrée en vigueur. Le docteur Demange rapporte que :

« Vers 1860 [...] on s'est plaint de la facilité avec laquelle la loi de 1838 permettait les détentions arbitraires dans les maisons d'aliénés ; on signala des séquestrations illégales ; bientôt après on demanda la révision de la loi de 1838 »[216].

Les protestations concernent particulièrement l'omnipotence médico-policière dans la procédure de placement en asile, puisqu'en effet ce sont les médecins délégués par la Préfecture de police qui sont responsables des internements et de l'interdiction juridique[217] des aliéné·e·s ; bien qu'ils ne soient pas toujours formés pour de telles responsabilités comme le dénonce Georges Clemenceau en 1876 :

« C'est une calamité publique que des médecins qui sont appelés à se prononcer sur des cas d'aliénation mentale [...] manquent absolument d'instruction en cette matière [et n'aient] jamais été mis en présence d'un aliéné »[218].

---

[216]Demange, « Rapport sur les aliénés dangereux », *Annales d'hygiène publique et de médecine légale,* 2e série, n°48, Paris, Baillière, 1877, p. 535.

[217]L'état d'aliénation entraîne l'irresponsabilité juridique des actes délictueux commis par la personne reconnue aliénée. Cela a pour conséquence de soustraire les fous et les folles au domaine d'action de la justice et de les retrancher dans celui de la médecine. Cette situation est dénoncée comme pouvant mener à des internements arbitraires. «L'une des plus graves objections que l'on peut faire à la loi de 1838, est d'avoir, en marge du pouvoir judiciaire, donné compétence au pouvoir médical pour décider de la liberté individuelle des aliénés », écrit Jacques Prévault dans son ouvrage sur *L'Internement administratif des aliénés*, Paris, Pichon, 1955, p. X

[218]*Annales du Sénat et de la Chambre des députés*, séance du 29 juillet 1876, cité Par Nicole Edelman, *Les Métamorphoses de l'hystérique. Du début du XIX*^ème^ *siècle à la Grande Guerre*, Paris, La Découverte,

Le docteur Marandon de Montyel considère que la manière d'hospitaliser les aliéné·e·s est une erreur et qu'elle s'apparente plus à un emprisonnement qu'à un traitement curatif. Selon lui les mesures de la Préfecture visent uniquement le bien de la société et ne s'intéressent pas au bien-être de la personne soignée[219]. Ces idées le mènent à réaliser une campagne active dans la presse en faveur d'un bouleversement complet du système psychiatrique pendant les années 1880 et 1890, mais sans rencontrer le succès, comme il le confesse en 1897 : « hélas ! ma voix trop faible n'a pas été entendue »[220]. À son exemple les adversaires de la loi de 1838 réclament la révision de celle-ci par des juristes plutôt que sa modification par le Préfet dont l'absence de neutralité politique est source d'abus potentiels.[221] Ces adversaires s'opposent en outre à la mauvaise foi de certains aliénistes, tels que le docteur Legrand du Saulle. Ce dernier nie l'existence des séquestrations abusives et considère que les personnes qui portent plainte pour enfermement injustifié sont en fait des fous et des folles qui refusent d'admettre leur folie par honte et des ingrat·e·s qui n'ont aucune reconnaissance pour leur médecin. « Il n'en faut pas chercher d'explications ailleurs que dans ce fait : à savoir, que

---

2003, p. 148.

[219]« Le législateur de 1838 [...] a confectionné une loi, non de protection et de traitement des infortunés privés de raison, mais de défense et de préservation sociale contre la folie », écrit-il. Marandon de Montyel, « internement des aliénés », *Annales d'hygiène publique et de médecine légale*, 3e série, n°37, Paris, Baillière, 1897, p. 504.

[220]Marandon de Montyel, « internement des aliénés... », *op. cit.*, p. 502.

[221]L'ordonnance du 18 décembre 1839 modifie certains détails concernant l'administration des établissements publics ou privés consacrés aux aliéné·e·s puis les décrets du 15 janvier 1852, du 6 juin 1863 et du 4 février 1875 portent sur les traitements des directeurs, médecins en chef et médecins adjoints des asiles publics d'aliénés. On le voit, aucune de ces modifications ne concerne la procédure d'internement et la loi dans son principe. APP/DB 220 : N°1217, Chambre des députés, *Rapport sommaire fait au nom de la 10e commission d'initiative parlementaire chargée d'examiner la proposition de loi de MM. Joseph Reinach et Jacques sur le régime des aliénés*, 1891, 5 p.

l'ingratitude est la résultante obligée de la folie ! »[222] écrit-il. L'auteur de l'article « aliéné » du *Dictionnaire encyclopédique des sciences médicales* abonde dans le sens du docteur Legrand du Saulle et affirme qu'en France, « il n'y a rien de plus rare qu'une séquestration non motivée par un état réel d'aliénation mentale »[223].

Malgré le déni dont font preuve certains aliénistes, la Chambre des députés reconnaît en 1891 que la loi du 30 juin 1838 est loin d'avoir produit tous les résultats attendus et, qu'en ce que certaines de ses dispositions sont peu à peu tombées dans l'oubli, « des séquestrations arbitraires dont le souvenir est dans toutes les mémoires » ont pu être réalisées[224]. Aussi le premier projet de loi visant à modifier le régime des aliéné·e·s est-il déposé au Sénat le 25 décembre 1882 par le ministre de l'Intérieur. Il vise à :

« Mettre un terme aux souffrances et aux scandales que produit le régime actuel des asiles privés. Des révélations récentes s'ajoutant aux faits nombreux déjà connus et constatés démontrent suffisamment l'urgence de ces dispositions »[225].

Lors de cette séance, les députés admettent volontiers que le régime des aliéné·e·s est intolérable et dangereux pour les malades. Les propositions qui sont faites visent à instituer une

---

[222]Legrand du Saulle, « Étude médico-légale sur l'interdiction des aliénés et sur le conseil judiciaire », *Annales d'hygiène publique et de médecine légale,* 2e série, n°37, 1872, p. 131.

[223]« Aliéné », *Dictionnaire encyclopédique ..., op. cit.,* p. 60. Cet avis est partagé par la majorité des médecins, telle qu'en atteste l'observation du docteur Maradon de Montyel lorsqu'il rapporte qu'à chaque fois que le Parlement a été saisi par le Gouvernement et que les médecins ont eu l'occasion de donner leur avis sur les modifications de la loi, ceux-ci ont « été unanimes à demander le maintien de l'état de chose actuel, à repousser avec énergie l'intervention de la magistrature pour le placement de ces malades dans les asiles », Marandon de Montyel, « internement des aliénés... », *op. cit.*, p. 502.

[224]APP, DB 220 : N°1217, Chambre des députés..., *op. cit.*, p. 2.

[225]APP, DB/219 : N°915, Chambre des députés, *Proposition de loi ayant pour objet de modifier les articles 32 et 33 de l'ordonnance royale du 18 décembre 1839, portant règlement sur les asiles privés consacrés aux aliénés*, 1882, p. 2.

véritable procédure d'internement, au lieu du simple certificat de médecin « qui ressemblait trop souvent à une véritable lettre de cachet, résurrection bien inattendue de l'ancien régime, pour priver un citoyen de sa liberté »[226]. La procédure proposée est constituée, outre la demande d'admission, d'un rapport détaillé et justifié adressé au procureur de la République, en somme, d'un véritable traitement judiciaire rendu après consultation du dossier complet.

En dépit des scandales provenant des asiles et la conviction des députés de l'urgence de la situation, la loi n'est votée que 7 ans plus tard et n'entrera jamais en vigueur. Les discussions à la Chambre des députés se poursuivent pendant toute la IIIème République et, nonobstant les déclarations de 1898 affirmant que « la loi du 30 juin 1838 sur le régime des aliénés ne répond plus depuis longtemps ni au développement de la science ni aux conditions sociales actuelles »[227], la loi reste telle qu'en 1838 jusqu'au 7 octobre 1953. La consultation des registres d'entrées à la Salpêtrière permet cependant de penser que la dénonciation publique des abus exercés par les aliénistes a eu quelque effet sur les pratiques des médecins dans les asiles. En l'occurrence, le nombre de prostituées internées diminue à partir de la seconde moitié des années 1860, comme il a déjà été l'occasion de le signifier. La tendance se confirme pendant les 20 dernières années du siècle, cependant que le nombre de personnes asilées ne cesse d'augmenter puisqu'il passe de 43 000 en 1874, à 94 000 à la fin de la IIIème République[228].

Si l'étude de l'internement spécifique des prostituées à la Salpêtrière ne permet ni la connaissance, ni la compréhension des raisons ayant motivées la totalité des mises en asile psychiatrique entre 1850 et 1914, elle rend néanmoins possible la mise en exergue de certains mécanismes idéologiques qui, tout en traversant le corps social dans son entier, agit différemment selon les groupes sociaux. Comme nous allons le voir, l'institution psychiatrique participe de la distinction entre les individus en institutionnalisant les théories sur la classe, le sexe et la race.

---

[226]APP/DB 220 : N°1217, Chambre des députés..., *op. cit.*, p. 4.
[227]APP/DB 220 : N° 211, Chambre des députés, *Proposition de loi relative au régime des aliénés,* Paris, Moteroz, 1898, 31 p.
[228]Georges Didi-Huberman, *Invention de l'hystérie..., op. cit.*

Deuxième partie

FOLLES FEMMES DE LEUR CORPS[229].

[229]Cette expression est empruntée au titre de l'article de Judith Belladona, « Folles femmes de leurs corps. La Prostitution », *Recherches*, n°26, 1977, p. 11-242.

CORPS DE FEMMES ET PEURS D'HOMMES

Chapitre premier

I- Aliénation et prostitution : des menaces pour l'ordre et la salubrité publics

Le péril vénérien

Les affrontements idéologiques entre abolitionnistes et règlementaristes permettent de postuler que le péril vénérien est un épouvantail utilisé par la police pour justifier les règlements émis par la Préfecture sans aucun fondement sanitaire, puisque, loin « d'augmenter en intensité, cette maladie ne cesse de diminuer » et qu'elle « offre moins de dangers que quantité d'autres affections dont la police ne réclame pas la guérison administrative »[230]. Pour se convaincre du caractère idéologique du thème du *Péril vénérien*, il n'est qu'à voir le fait que certains membres de la police des mœurs affirment vouloir inspirer à la classe ouvrière une « terreur panique » des maladies vénériennes en placardant des affiches dans les rues, sans autre but que de détourner les hommes de la débauche[231]. D'ailleurs, la lecture des ouvrages médicaux rédigés entre la fin du Second Empire et la Première Guerre mondiale, à l'exception de ceux consacrés à la prostitution et aux maladies vénériennes, confirme que la contagion syphilitique ne constitue pas une véritable menace. Pourtant cette maladie est présentée par les spécialistes comme un fléau abominable, que le docteur R.-D.-L. Bosredon décrit ainsi :

---

[230]Donat Sautter, *La Police des mœurs et la morale,* discours prononcés à Paris, en janvier et février 1877, par Mme Joséphine Butler et MM. Humbert, Butler, Donat Sautter et le Dr Després, Paris, Sandoz, 1877, p. 81-82.

[231]C.-J. Lecour, *La Prostitution à Paris et à Londres 1789-1877*, Paris, Asselin, 1872 (1870), 416 p.

« En pénétrant dans un foyer, la syphilis y apporte la misère et la ruine par suite de la maladie, de l'incapacité ou de la mort de son chef naturel. [...] Ces maladies [la syphilis et la blennoragie] constituent un des facteurs les plus importants de la dépopulation et de la dégénérescence de la race humaine »[232].

Comme ses collègues, R.-D.-L. Bosredon pense que « la propagation des maladies vénériennes, et en particulier la syphilis, a pour facteur essentiel la prostitution »[233]. C'est cette croyance qui justifie la réglementation, nous l'avons dit, et qui contribue à la stigmatisation des femmes vénales par l'insistance sur leur saleté et leur dangerosité présumées. À l'époque qui nous intéresse la saleté et la maladie sont synonymes d'immoralité et de mauvaise vie. À ce sujet, l'historienne et philosophe des sciences Elsa Dorlin explique que la santé se trouve au centre des rapports de pouvoir et qu'elle agit comme un discriminant entre les individus, selon les critères binaires du sain/moral opposés aux malsain/immoral[234]. Les conceptions du docteur Ricord illustrent parfaitement cette thèse puisqu'il affirme que la plupart des contagions vénériennes trouvent leur origine dans les mauvaises mœurs et le manque d'hygiène des prostituées[235]. Quant au docteur Dibot, il va même jusqu'à soutenir que les prostituées peuvent contaminer leurs clients sans souffrir elles-mêmes d'une maladie vénérienne, tant elles sont sales et débauchées[236].

---

[232]R.-D.-L. Bosredon, *Péril vénérien et prostitution*, thèse pour le doctorat en médecine, Bordeaux, Gounouilhou, 1906, p. 12 et 14.
[233]R.-D.-L. Bosredon, *Péril vénérien..., op. cit.*, p. 23.
[234]Elsa Dorlin, *La Matrice de la race. Généalogie sexuelle et coloniale de la nation française,* Paris, La Découverte, 2006, p. 19. Nous pouvons illustrer cela en citant A.J.-B. Parent-Duchâtelet lorsqu'il affirme dans un rapport datant de 1811 que « les femmes [vénales] sont d'une malpropreté extrême, non seulement dans leurs demeures, mais encore sur leurs personnes ; sous ce rapport, elles négligent les soins les plus vulgaires et que toutes les femmes doivent prendre ». Sur ce thème, voir l'ouvrage de Georges Vigarello : *Le Propre et le sale. L'hygiène du corps depuis le Moyen-Âge*, Paris, Seuil, 1985, 283 p.
[235]Cité par Joseph Garin dans *De la Police sanitaire et de l'assistance publique dans leurs rapports avec l'extinction des maladies vénériennes*, Paris, V. Masson et Fils, 1866, p. 86.
[236]H. Dibot, *Extinction des maladies vénériennes. Moyens préservatifs*

L'existence de ce cousinage entre immoralité et maladie explique pourquoi les maladies vénériennes sont présentées par certains auteurs moralistes, qu'ils soient médecins ou pas, comme des maladies honteuses et pourquoi les personnes qui en sont atteintes sont considérées comme des coupables et des pécheresses. Ainsi le docteur Joseph Garin appelle-t-il la syphilis ce « mal immonde, fruit habituel de la débauche »[237], tandis que le docteur Mireur pense que celles et ceux qui sont contaminé·e·s par la syphilis sont des « dépravés vulgaires, qui puisent dans la débauche le principe du mal qui les dévore ! Ils subissent les conséquences de leurs égarements »[238].

Les médecins abolitionnistes semblent particulièrement représentatifs de ce type de conceptions, dont l'auteur de *Qu'est-ce que la Fédération ?* qui proclame que les membres de la dite Fédération abolitionniste n'ont pas à s'apitoyer sur le sort des personnes contaminées par une prostituée puisque les maladies vénériennes constituent une juste punition du vice[239]. On le voit, les conceptions moralistes sont très présentes dans la *doxa* abolitionniste, pour laquelle la prostitution n'est pas une activité économique qui offre des revenus plus importants que ceux des autres métiers dits féminins, mais un vice honteux et dégradant. Le lexique employé par Léon Roubière lors d'une conférence prononcée en 1880 à Alger est un bon exemple de ce type de discours :

« La lubricité, c'est-à-dire la prostitution, cause des ravages effroyables dans la société ; elle abrège l'existence, énerve et abâtardit la race ; mine la santé, la vigueur et le courage ; elle multiplie les vices bas et lâches ; elle sème la ruine et le déshonneur dans les familles, y infiltre dans le sang un virus empoisonné ; elle entraîne inévitablement à sa suite le désordre

---

généraux particuliers et spéciaux avec un exposé de la prostitution, Paris, Dentu, 1873, p. 65.

[237] Joseph Garin, *De la Police sanitaire ..., op. cit.*, p. VI.

[238] H. Mireur, *La Syphilis et la prostitution dans leurs rapports avec l'hygiène, la morale et la loi*, Paris, Masson, 1888 (2de édition), p. 9. À ce sujet, voir l'ouvrage d'Eugène Pottet sur *L'Histoire de Saint-Lazare (1122-1912)*, Paris, Société française d'imprimerie et de librairie, 1912, 340 p. et celui de Claude Quétel sur *Le Mal de Naples. Histoire de la syphilis*, Paris, Seghers, 1986, 348 p.

[239] *Qu'est-ce que la Fédération ?*, Paris, 1898, p. 27.

et la misère »[240].

A contrario de ces idées, le professeur Alfred Fournier considère que les abolitionnistes sont des fanatiques que « le souci de la santé publique n'a jamais préoccupé bien vivement »[241]. Il alarme ses confrères et l'opinion publique sur les dangers qui résultent des rapports sexuels qui ont lieu dans le cadre de la prostitution, et ce, avec une véhémence plus grande encore lorsque l'approche de la guerre accentue les inquiétudes face à la dépression démographique. À ce sujet, Alain Corbin écrit que le Congrès médical international sur le péril vénérien qui se tient en 1867 à Paris appréhende la syphilis comme un nouveau choléra, que l'on peut décrire comme une menace biologique que les classes laborieuses font peser sur le corps social. Ce sont ces conceptions qui permettent d'affirmer la nécessité du contrôle sanitaire des prostituées grâce à la diffusion d'« une propagande obsédante, [de] l'idée d'un péril terrifiant »[242]. Alain Corbin considère que le discours médical qui est à l'origine de la syphilophobie produit les mêmes effets et possède le même contenu que les conceptions religieuses et morales de la sexualité, tout en ayant la crédibilité et le pouvoir conférés par le positivisme. Il écrit que « la dénonciation du péril vénérien constitue un moment essentiel du déploiement de la stratégie répressive, ou plus exactement dissuasive en matière de sexualité »[243].

Toutefois la syphiliphobie n'est pas l'apanage de tous les hommes de sciences, dont certains, comme le docteur Augagneur, rapporteur et professeur des maladies cutanées et syphilitiques de la Faculté de Lyon, vont jusqu'à affirmer que « l'idée que se font les médecins du danger vénérien ne repose

---

[240]Léon Roubière, *Conférence sur la prostitution*, Alger, Lavagne, 1880, p. 7.
[241]Alfred Fournier, *Défense de la santé et de la morale publiques, Rapport fait à la Commission extra-parlementaire du Régime des mœurs 1904*, Clermont, Daix, 1904, p. 24.
[242]Alain Corbin, « Le péril vénérien au début du siècle : prophylaxie sanitaire et prophylaxie morale », « L'Haleine des faubourgs. Ville, habitat et société au XIXème siècle », *Recherches*, n°29, 1977, p. 246.
[243]*Id.*, p. 280.

pas sur des bases scientifiques »[244]. Selon cet auteur la syphilis n'aurait qu'une importance minime et ne contribuerait que faiblement à la mortalité parisienne. En conclusion, « la gravité de la syphilis [serait] moindre que celles des maladies infectieuses, comme la rougeole, la scarlatine, la variole »[245], écrit-il. Un des membres de la Société médicale de l'Élysée ironise même au sujet de son confrère, le professeur Fournier, en disant qu'il surestime l'importance de la syphilis parce que « son service hospitalier et son cabinet regorgent de syphilitiques » et qu'il « vit au milieu des plaques muqueuses et des roséoles », alors que cette maladie n'augmenterait pas ses ravages et ne dépeuplerait pas la France[246].

D'ailleurs, la consultation des ouvrages consacrés aux maladies contagieuses et aux fléaux sociaux nous apprend que la syphilis ne figure jamais parmi les différentes maladies qu'ils répertorient et qui font l'objet de mesures préventives. La confrontation du discours syphilophobe des réglementaristes avec les informations qui concernent les pandémies parisiennes révèle l'hypocrisie du règlementarisme et permet d'établir le fait que celui-ci a davantage pour but de réprimer la sexualité extra-conjugale que de préserver la santé publique. En cela, la dénonciation du péril vénérien constitue une première stratégie, qui est renforcée par la diffusion de l'idée d'une dangerosité par essence du corps des prostituées. De plus, le docteur Desprès, pourtant fervent abolitionniste, affirme que d'après les aveux de l'administration préfectorale, les maisons de tolérance sont des foyers d'infection au lieu d'être favorables à la salubrité comme le voudrait la Préfecture de police.

---

[244] Cité par Lucien Butte, *Rapport sur un projet de réglementation de la prostitution, présenté au nom de la société de prophylaxie sanitaire et morale*, Paris, Philippe Renouard, 1908, 31 p.
[245] *Ibid.*
[246] *Discussion sur la réglementation de la prostitution,* Société médicale de l'Élysée, Clermont, Daix Frères, 1898, p. 12.

Un corps particulier qui fait peur

* Déformations professionnelles

Tous les auteurs de notre période s'accordent sur les effets physiques pernicieux de la prostitution et en donnent les descriptions les plus variées et les plus farfelues dans leurs ouvrages, depuis les traités de médecine jusqu'aux romans de la littérature[247]. Ainsi Maxime du Camp soutient-il que les prostituées « se doutent bien que leur état intellectuel n'est pas bien net », que « leur voix est éraillée par les cris, par l'ivresse » et que « toute leur personne exhale une odeur infecte, étrange, presque toxique »[248]. D'ailleurs, le thème de l'influence de la profession sur le corps des individus, soutenu par les théories darwiniennes[249], est récurrent[250] pendant la seconde moitié du XIXème siècle[251]. On peut citer en cela l'affirmation de Louis

---

[247]On sait combien des romanciers comme Guy de Maupassant et Émile Zola étaient sensibles aux écrits médicaux. La grande fresque sociale des Rougon-Macquart de Zola est remplie d'hystériques, de dégénéré·e·s, d'hérédosyphilitiques et d'alcooliques congénitaux tout droit sortis des ouvrages du Professeur Fournier et de Charcot.

[248]Cité par le docteur Julien Jeannel, *De la Prostitution publique*, Paris, Baillière, 1874 (1863), p. 261.

[249]À titre d'illustration, pensons aux anthropologues Cesare Lombroso et Guglielmo Ferrero qui attribuent l'absence de désir et de plaisir chez les prostituées à une adaptation darwinienne. Laquelle constituerait un avantage en l'absence duquel le métier serait trop éreintant, *La Femme criminelle et la Prostituée,* Paris, F. Alcan, 1896.

[250]Voir entre autres les descriptions des marchandes des Halles de Paris dans *Le Ventre de Paris* d'Émile Zola, où les fruitières sont roses et gorgées de vie comme leurs fruits, les poissonnières sont tantôt grises et maigres ou blanches et girondes selon qu'elles vendent des poissons de rivière ou de mer.

[251]Une croyance qui perdure encore au XXème siècle puisque le sexologue Havelock Hellis écrit en 1935 que les prostituées ont une poids supérieur à la moyenne des femmes, qu'elles ont des mains plus longues, des chevilles plus fines et des mollets plus épais. Que leur capacité crânienne est en dessous de la moyenne des femmes honnêtes, que leurs poils sont plus foncés et leurs yeux plus sombres que ceux des autres femmes. L'auteur conclut en disant que les « conditions spéciales dans lesquelles vivent les prostituées tendent à provoquer l'apparition de certaines caractéristiques professionnelles, qui sont entièrement acquises et non pas congénitales », *La Prostitution, ses causes, ses remèdes*, t. 5 des *Études de psychologie*

Reuss : « Il paraît, à première vue, évident que la prostitution habituelle doit exercer une influence fâcheuse sur la santé générale des femmes qui en font métier »[252]. Et celle du docteur Mireur : « Il est presque superflu de dire combien le genre de vie de ces malheureuses est préjudiciable à leur santé »[253].

Les exemples de déformations professionnelles des prostituées concernent par exemple leurs sécrétions vaginales[254] censément surabondantes, dont parle Ambroise Tardieu, le professeur agrégé à la Faculté de médecine de Paris et médecin à l'hôpital La Riboisière. Il ajoute que l'épaisseur de leurs grandes lèvres est garnie de tumeurs et que des abcès se développent fréquemment dans la cloison recto-vaginale qui est « très amincie chez les prostituées »[255]. A. Tardieu réfute cependant la croyance populaire qui veut que les femmes vénales possèdent des organes sexuels déformés par leur activité et des clitoris plus gros que la moyenne[256]. Le docteur

---

sexuelle, Paris, Mercure de France, 1965 (1935), p. 86.

[252]Docteur Reuss, « Influence de la prostitution habituelle sur la santé des prostituées. Fréquence des maladies communes et générales chez les prostituées. », *Annales d'hygiène publique et de médecine légale*, t. 19, Paris, Baillière, 1888, p. 289. Cela s'expliquerait par le type de vie qu'elles mènent, leur intempérance, les excès qu'elles font et la syphilis. Cependant « leur métier ne leur imprime pas nécessairement, comme se l'imaginent volontiers les gens du monde, des stigmates indélébiles qui les rendent toujours et partout reconnaissables », *id.*, p. 290.

[253]Hippolyte Mireur, *La Syphilis..., op. cit.*, p. 279.

[254]La plupart des médecins regardent les sécrétions vaginales comme des fluides mortifères. Ainsi, le docteur Rhazis parle-t-il « d'écoulements corrosifs » et l'auteur de l'article « stérilité » du *Dictionnaire encyclopédique des sciences médicales* évoque « l'action nocive du liquide vaginal ». Rhazis, *Saphistes et tribades*, Paris, Collection des sciences médicales élémentaires, 1909, p. 85.

[255]Ambroise Tardieu, *Dictionnaire d'hygiène publique, et de salubrité*, t.3, Paris, Baillière et Fils, 1862 (1854), p. 441.

[256]«Bien que l'on ne puisse en fixer d'une manière absolue les dimensions normales, il est permis de regarder son [celui du clitoris] développement exagéré comme une présomption d'attouchements et d'habitudes vicieuses », affirme Ambroise Tardieu, *Étude médico-légale sur les attentats aux mœurs*, Paris, Baillière, 1859, p. 11. Le docteur Duchesne rapporte, en partant de postulats racistes, que si les prostituées indigènes ne présentent pas d'organes génitaux particuliers, en règle générale chez les Mauresques « la longueur

Émile Laurent croit cependant que « les organes génitaux [des prostituées] sont en quelque sorte flétris et tannés par un long usage »[257].

Les habitudes et les pratiques vicieuses des femmes publiques imprimeraient donc sur leur corps des déformations physiques étonnantes, qui permettraient aux médecins de trouver « l'explication des troubles nerveux et nutritifs qui ne manquent jamais de se développer lorsque ces actes libidineux sont journaliers et répétés »[258]. Ainsi, le docteur Reuss soutient-il que « les prostituées qui se livrent habituellement à des relations contre nature présentent, du côté de l'anus, des déformations caractéristiques »[259], tandis que le docteur Alibert affirme que le saphisme (terme faisant référence au cunnilingus) détermine une « élongation de tout l'organe clitoridien, [et] l'aspect ridé, flasque du fourreau ou du capuchon, qui se [détacherait] en partie du gland »[260].

* Le sang des races inférieures

La manifestation du corps des femmes qui semble la plus effrayante et la plus mystérieuse pour les médecins est la menstruation. Les auteurs perçoivent et décrivent les règles comme la preuve de l'altérité du corps féminin et comprennent mal leur fonction jusqu'à la moitié du XIXème siècle. Les interprétations qu'ils en donnent sont fréquemment caractérisées par la misogynie et l'invention. Le thème de la menstruation a été bien étudié par les historien·nes[261], aussi s'agit-il ici de

---

démesurée des petites lèvres, et chez quelques unes une ampleur excessive du vagin », Édouard-Adolphe Duchesne, *De la Prostitution dans la ville d'Alger depuis la conquête*, Paris, Baillière, 1853, p. 125.

[257]Émile Laurent, « Pathologie. Prostitution et dégénérescence », *Annales médico-psychologiques,* n°10, 1899, p. 353-379.

[258]Louis Martineau, *Leçons ..., op. cit.,* p. 4.

[259]Docteur Louis Reuss, *La Prostitution au point de vue..., op. cit.,* p. 220.

[260]Alibert, *Tribadisme et saphisme*, Paris, Librairie de la nouvelle France, s.d., p. 69.

[261]À ce sujet voir les ouvrages de : Alia Al-Khalidi, *Menstruation in Material and Promotional Culture: the Commodification and Mediation of Female Sanitary Products in Britain 1880-1914*,

présenter les spécificités du rapport entre menstruation, aliénation et prostitution. Pour comprendre les affirmations scientifiques de l'époque il faut garder à l'esprit le fait que les médecins sont convaincus par les croyances selon lesquelles, premièrement, il existe des races inférieures dont feraient partie les prostituées[262] ; deuxièmement, les femmes qui appartiennent à ces races sont réglées plus tôt que celles qui appartiennent aux races supérieures[263] ; et troisièmement, la précocité est une

---

Nottingham Trent University, 2000 ; Fanny Beaupré et Roger Henri Guerrand, *Le Confident des dames. Le Bidet du XVIIIème siècle au XXème siècle : histoire d'une intimité*, Paris, La Découverte, 1997, 213 p. ; Vern Bullough et M. Voght, "Women, Menstruation and Nineteenth-Century Medecine" *Bulletin Historical Medicine*, n°47, 1973, p. 66-82 ; Anne Carol, « Esquisse d'une topographie des organes génitaux féminins : grandeur et décadence des trompes (XVIIème-XIXème ècles) », *Clio,* ProstituéEs, n°17, 2003, p. 120-128. ; Janice Delaney, Th*e Curse. A Cultural History of Menstruation,* Urbana, University of Illinois Press, 1988 (1976), 276 p. ; Jean-Yves Le Naour et Catherine Valenti , « Du sang et des femmes. Histoire de la menstruation à la Belle Époque », Cl*io,* Fe*stins de femmes,* n°14, 2001, p. 90-98 ; Françoise Linol, Le *Vécu des règles à travers une approche socio-culturelle,* Limoges, thèse de médecine, 1992, 207 p. ; Orvilla Moscucci, Th*e Science of woman : Gynecology and gender in England. 1800-1929,* Cambridge, Cambridge University Press, 1990 p. ; Michael O'Dowd et Elliot E. Philip, Th*e History of Obstetrical and Gynaecology, L*ondres, New York, The Parthenon publishing group, 1994, 710 p. ; Andrew Shail et Gillian Howie, Me*nstruation. A Cultural History,* New York, Palgrave MacMillan, 2005, 298 p. ; Edward Shorter, Le *Corps des femmes,* Paris, Seuil, 1984. 372 p.

[262]Louis Fiaux prétend qu'il existe « chez presque toutes [les prostituées] une psychologie d'enfant, une inattention de jeune sauvage, la mobilité et le vide d'une cervelle préhistorique baignant encore dans l'animalité », *Les Maisons de tolérance. Leur fermeture*, Paris, Georges Carré, 1892, p. 280 et le docteur Laurent soutient que les prostituées sont d'une « précocité sexuelle remarquable », « Pathologie. Prostitution et dégénérescence », *Annales médico-psychologiques,* n°10, 1899, p. 353-379. Sur ce thème, voir l'ouvrage de Nélia Dias, *La Mesure des sens. Les anthropologues et le corps humain au XIXème siècle*, Paris, Aubier, 2004, 357 p.

[263]Ainsi l'âge des premières règles apparaîtrait-il plus précocement chez les « négresses nées sous le ciel brûlant de l'Afrique ou de l'Amérique du sud » selon A. Stoltz, l'auteur de l'article « menstruation » du *Dictionnaire de médecine et de chirurgie*

caractéristiques de l'infériorité raciale[264]. Selon cette conception, la barbarie supposée des mœurs des prostituées sert d'argument pour expliquer l'irrégularité menstruelle des femmes publiques, tandis que cette irrégularité vient confirmer les présomptions d'infériorité raciale, sociale et humaine des prostituées. Le raisonnement circulaire propre à cette conception n'offre pas d'alternative et donne raison aux médecins quels que soient les cas rencontrés. Ambroise Tardieu affirme ainsi que la :

« Menstruation chez ces femmes est fréquemment irrégulière, malgré leur bonne santé, attendu que bon nombre d'entre elles emploient divers moyens pour arrêter l'écoulement menstruel »[265].

Pour de nombreux auteurs le sang des règles s'apparente au rut des femelles animales et sert à évacuer les toxines et le désir sexuel. Cette croyance permet d'affirmer que les femmes sont plus bestiales et moins civilisées que les hommes, et qu'en cela la menstruation manifeste le caractère primitif, naturel et sexuel des femmes[266]. C'est pour cela que le gynécologue Charles Courbet prétend en 1852 que « la menstruation est plus abondante chez les femmes lascives que chez les femmes

---

pratiques, Paris, Baillière, 1876, t. 22, p. 305.

[264] C'est en tout cas ce qu'affirment Cesare Lombroso et Guglielmo Ferrero dans *La Femme criminelle.., op. cit.,* p. 15. Selon ces deux auteurs, toutes les classes sociales et les races inférieures ont un développement plus précoce mais moins soutenu, ce qui sert à expliquer leur supposée infériorité intellectuelle.

[265] Ambroise Tardieu, *Dictionnaire d'hygiène..., op. cit.,* p. 436.

[266] Buret, un écrivain du XIXème siècle, assimile l'existence des pauvres à celle de bêtes sauvages : « si vous osez pénétrer dans les quartiers maudits où [ils habitent], vous verrez à chaque pas des hommes et des femmes flétris par le vice et par la misère, dans des réduits sans jour et sans air. Là, au foyer de la civilisation, vous rencontrerez des milliers d'hommes retombés, à force d'abrutissement, dans la vie sauvage ; là enfin, vous apercevrez la misère sous un aspect si horrible qu'elle vous inspirera plus de dégoût que de pitié, et que vous serez tenté de la regarder comme le juste châtiment d'un crime », cité par Louis Chevalier, *Classes laborieuses et classes dangereuses à Paris pendant la première moitié du XIXème siècle*, Paris, Plon, 1958, p. 452.

chastes ; [et que] chez les prostituées, elle est immodérée »[267].

Les filles publiques, *a fortiori* celles qui sont aliénées, sont vues comme des êtres inférieurs qui s'apparentent aux populations dites primitives en ce qu'elles appartiennent au prolétariat. À ce sujet, Louis Chevalier rapporte que pour la bourgeoisie du XIXème siècle, « le prolétariat est moins une classe qu'une race et évoque moins une répartition professionnelle et des caractères économiques qu'une manière sauvage et barbare de vivre et de mourir »[268]. Dans cette perspective, la menstruation sert à révéler l'anormalité pathologique des prostituées, alors qu'elle possède une fonction régulatrice pour les femmes dites « normales »[269]. De plus, les règles sont définies comme un facteur qui aggrave le désordre mental des femmes aliénées[270], tel que l'explique l'auteur de l'article « folie » du *Dictionnaire encyclopédique des sciences médicales* :

« La menstruation est fréquemment troublée chez les aliénées ; elle est suspendue, irrégulière, pendant les accès de trouble mental, et le retour des règles est quelques fois un signe favorable. […] C'est quelquefois à une époque menstruelle que le trouble mental fait explosion »[271].

Le lien entre la menstruation et la folie est fait quasi immédiatement pour certains médecins qui considèrent que « la

---

[267]Charles J.-F. Courbet, *De la Menstruation dans ses phénomènes physiologiques et pathologiques*, thèse de doctorat en médecine, Paris, Rignoux, 1852, p. 10.

[268]Louis Chevalier, *Classes laborieuses..., op. cit.*, p. 458.

[269]« La menstruation a une influence considérable dans le fonctionnement de l'organisme de la femme ; elle est le véritable baromètre de sa santé, le régulateur de son existence », écrit A. Stoltz dans l'article « menstruation » du *Dictionnaire de médecine..., op. cit.*, p. 328.

[270]L'irrégularité de la menstruation détermine des accidents fort variés ; « il est des femmes dont la santé toujours débile paraît troublée uniquement par cette irrégularité » écrit Charles Clément Chevallier dans *De la Menstruation*, thèse de doctorat en médecine, Paris, Rignoux, 1850, p. 23.

[271]« Folie », *Dictionnaire encyclopédique des sciences médicales*, dir. A. Dechambre, 4e série, t.3, Paris, Masson, 1879, p. 298.

première menstruation est souvent le point de départ de l'hystérie » et que les règles « exagèrent la folie »[272]. Les registres de la Salpêtrière confirment d'ailleurs que ces croyances ont une application médicale concrète, il n'est qu'à voir, à partir des années 1870, la mention des périodes menstruelles des patientes, les éventuels accidents survenus à cette occasion, voire l'historique menstruel des internées dans les registres d'observations médicales[273]. L'attribution de la folie à la menstruation est cependant antérieure à cette période, comme en attestent les indications contenues dans les observations médicales qui concernent Françoise Dufour, une journalière de 51 ans internée à la Salpêtrière le 26 février 1861 pour des crises d'épilepsie attribuées à l'effet de ses menstruations[274].

* La folie au café

Le métier de prostituée exige, en plus des rapports sexuels, une fréquentation assidue des lieux publics tels que les cafés, les restaurants de nuit et les théâtres, qui sont perçus comme des endroits dangereux pour la santé mentale et physique en général et celle des femmes en particulier. Le docteur Legrand du Saulle, médecin en chef du dépôt et de l'infirmerie spéciale et expert auprès des tribunaux, publie en 1861 un article consacré à « L'insalubrité de l'atmosphère des cafés et à l'influence de

---

[272]Charles Clément Chevallier dans *De la Menstruation..., op. cit.*, p. 28-29. Octave Simonot dit même croire en l'existence d'un lien entre la menstruation, la prostitution et la folie : « sous l'influence des règles, la femme est livrée à l'instinct. [...] Sous l'influence de la menstruation, nous voyons éclater la fureur de la génération, productrice de la folie, de la prostitution, comme de la masturbation », « Psychologie physiologique de la prostituée », *Annales d'hygiène publique et de médecine légale*, t. 16, Paris, Baillière, 1911, p. 540-541.

[273]Voir par exemple le registre d'observations médicales de la Salpêtrière 6R/38, conservé aux Archives publiques des hôpitaux de Paris, pour la période 1874-1878.

[274]6Q2/35 : Registre d'entrées des aliénées d'office à la Salpêtrière, 1860- 1861 ; 6R/29 : Registre d'observations médicales de la Salpêtrière, 1860-1861.

celle-ci sur le développement des maladies cérébrales »[275]. Il déplore dans cet article l'insuffisante ventilation des cafés, dans lesquels un très grand nombre de personnes passent plusieurs heures de la journée. Ces endroits sont « un milieu où les lois les plus élémentaires de l'hygiène sont incessamment violées »[276]. L'air y est confiné, vicié par la fumée de cigarette, les « miasmes animaux » et la transpiration abondants. Les habitué·e·s de ces endroits finiraient :

« Après un temps très variable, par subir à des degrés différents une sorte d'intoxication spéciale, caractérisée par des phénomènes qui trahissent d'une manière non équivoque l'afflux sanguin vers le cerveau »[277].

Le docteur Legrand du Saulle considère que ces habitudes ont tôt fait de créer des congestions cérébrales qui sont, dans neuf cas sur dix, responsables de paralysies générales. La paralysie générale[278] est présentée par les médecins comme la

---

[275]Legrand du Saulle, « De l'insalubrité de l'atmosphère des cafés, et de son influence sur le développement des maladies cérébrales », *Annales médico-psychologiques*, n°7, 1861, p. 300-304.
[276]*Id.*, p. 300.
[277]*Id.*, p. 301.
[278]La paralysie générale est l'ancien nom donné à la méningo-encéphalite de la neurosyphilis (phase tertiaire de la syphilis) et a été décrite pour la première fois par l'aliéniste Antoine Laurent Bayle en 1822. Elle se manifeste par une perturbation de la fonction neurologique et se traduit par des difficultés de la motricité et des troubles mentaux ; elle n'est donc pas à proprement parler une paralysie. Source : http://www.universalis.fr/encyclopedie/T322311/PARALYSIE_GENERALE.htm
Les auteurs médecins du premier XIXème siècle parlent de « maladie mentale » qui offre des lésions anatomiques bien que certains aliénistes, comme Pinel neveu ou Esquirol, nient très tôt le caractère démentiel de la paralysie générale. Les débats sur la présence ou l'absence de folie dans cette maladie persistent jusqu'au début du XXème siècle, comme l'atteste une discussion tenue en 1905 à l'Académie de Médecine. À ce sujet, voir les ouvrages de J. Christian et A. Ritti, « Paralysie générale », Dictionnaire encyclopédique des sciences médicales, série 2, t. 2, Paris, Masson, 1884, p. 716 ; Paul-Émile Morhardt, *Les Maladies vénériennes et la réglementation de la*

plus fréquente des maladies chez les prostituées. Augustin Planès écrit en cela qu'il est admis que :

« La paralysie générale se rencontre rarement chez les femmes appartenant à un rang élevé de la société, tandis qu'elle recrute [...] la plupart de ses victimes à l'autre extrémité de l'échelle sociale, parmi les prostituées »[279].

D'ailleurs, si l'on en croit le docteur Ladame, tous les aliénistes s'accorderaient sur la fréquence de la débauche et du libertinage parmi les causes de maladies mentales. Selon cet auteur, la prostitution serait caractérisée par les 4 facteurs primordiaux de maladies mentales et physiques, à savoir les excès vénériens, la syphilis, le célibat[280] et l'alcoolisme[281]. Il ne s'agit pas ici de nier l'influence primordiale de l'alcool et de la syphilis dans la genèse de cette maladie, mais de mettre à jour le substrat moral de l'appréhension scientifique de celle-ci. L'affirmation du docteur Planès selon laquelle on trouverait plus de paralytiques chez les femmes pauvres que chez les femmes riches n'est pas fausse en soi, mais elle laisse penser que cet état de fait est à attribuer à une différence de nature entre ces deux groupes sociaux, alors que l'explication résiderait plus, selon nous, dans une différence de qualités des alcools consommés, une différence d'accès aux traitements des maladies vénériennes et une différence numérique et sanitaire des hommes fréquentés par les femmes appartenant respectivement à ces deux groupes.

De plus, la confrontation des dires des médecins aux informations contenues dans les archives médicales de la Salpêtrière permet d'établir le fait que la paralysie n'est pas la

---

prostitution au point de vue de l'Hygiène sociale, thèse pour le doctorat de médecin, 4 juillet 1906, Paris, Monod, 216 p.

[279]Augustin Planès, *Quelques considérations sur la folie à Paris, observée à l'infirmerie spéciale du dépôt de la Préfecture de police (1872-1885)*, thèse pour le doctorat de médecine, Paris, Parent, 1886, p. 46.

[280]Malgré tout P. Ladame admet que si la débauche aggrave cette maladie, les paralytiques sont plus nombreuses chez les femmes mariées que chez les prostituées.

[281]P. Ladame, *De la Prostitution dans ses rapports avec l'alcoolisme, le crime et la folie*, conférence publique faite à Lyon le 22 mars 1884, Neuchâtel, Secrétariat général de la Fédération, 1884, 35 p.

maladie mentale la plus fréquente chez les prostituées. Comme nous avons déjà eu l'occasion de le dire dans la première partie, le type des pathologies attribuées aux femmes vénales varie selon les époques. La paralysie générale représente 30 % maladies enregistrées chez les femmes publiques dans les années 1840 à la Salpêtrière, 38,46 % de celles enregistrées pendant les années 1850 et 34,18 % pendant les années 1860[282]. Si elle n'est pas la maladie la plus fréquente chez cette classe de la population, elle est responsable de 9 décès sur 10 pendant le même laps de temps.

II- La panique morale

Liberté sexuelle et morale bourgeoise

* Les femmes dans l'espace public doivent être enfermées

Les prostituées dont il est question dans les ouvrages médicaux sont avant tout celles que l'on rencontre partout sur les trottoirs des boulevards, dans les restaurants de nuit et les promenades des Champs-Élysées à la tombée de la nuit, en d'autres termes celles qui raccrochent les hommes dans les rues et dérangent les bons pères de famille, ceux-là mêmes qui écrivent les ouvrages qui composent notre corpus. Selon le discours sur le commerce sexuel contenu dans les ouvrages médicaux rédigés entre le Second Empire et la Première Guerre mondiale, la profession de femme publique s'explique par les origines populaires de celles qui l'exercent[283].

---

[282] 1Q2/164 : Registres de la Vieillesse-Femmes, 1849-1852 ; 6R3 : Registre d'observations médicales de la Salpêtrière, 1835-1852 ; 6Q2/17 : Registre d'entrées des aliénées d'office de la Salpêtrière, 1850-1851 ; 6Q2/26 : Registres d'entrées des aliénées d'office de la Salpêtrière, 1856-1857 ; AP-HP, 6R/24 : Registre d'observations médicales de la Salpêtrière, 1851-1854 ; AP-HP, 6Q2/18 : Registre d'entrées des aliénées d'office de la Salpêtrière, 1852 ; 6R/6 : Registre d'observations médicales de la Salpêtrière, 1861-1866.

[283] L'inconduite des parents et les mauvais exemples de toute espèce sont « une des causes première de leur détermination [...]. Elles ont, pour la plupart, une origine ignoble », écrit Ambroise Tardieu dans son *Dictionnaire d'hygiène publique, et de salubrité,* t.3, Paris, Baillière et

L'historienne de la nuit Simone Delattre souligne que l'une des caractéristiques des classes laborieuses réside dans leur tendance à ne pas respecter la conception bourgeoise de l'espace et du temps. Les gens du peuple ne feraient pas de distinction entre la sphère publique et la sphère privée :

«Il y a interpénétration incessante des deux espaces ; la rue est bien plus qu'un lieu de transition entre l'atelier et le foyer : on y travaille, on y entend les échos des disputes privées, on s'y attarde, on s'y divertit, bref on y vit » écrit-elle[284].

Aussi la déambulation nocturne des femmes publiques apparaît-elle aux médecins, qui la dénoncent, et aux agents de police, qui tentent de la réprimer[285], comme une menace pour la morale et la santé publiques et justifie l'arrestation de ces femmes. En cela, le discours médical se révèle particulièrement représentatif de l'idéologie bourgeoise[286], qui est la classe sociale à laquelle appartiennent les médecins, selon la dialectique marxiste sur les sociétés de classes.

De plus, selon la morale propre à la bourgeoisie, pendant la nuit toute personne honnête doit se trouver chez elle. Aussi, les personnes qui ne s'y trouveraient pas sont-elles de bon droit amenées au dépôt de la Préfecture de police pour y être interrogé·es. Dans son étude sur les entrées au dépôt entre 1853 et 1869, Delphine Beauvois écrit qu'en moyenne 21,77 % des arrestations de femmes ont pour motif le vagabondage ou la

---

Fils, 1862 (1854), p. 433-434.

[284]Simone Delattre, *Les Douze heures noires..., op. cit.*, p. 127-128. R.-D.-L. Bosredon écrit à ce sujet : « ces femmes vivent dans la rue. On peut les voir la journée en jupons courts, se coiffant, cuisinant, se livrant aux soins hygiéniques les plus intimes. On aperçoit au fond du taudis la chaise longue traditionnelle, le lit, tous les objets de toilette qu'on va même vider dans la rue », *Péril vénérien ..., op. cit.*, p. 60-61.

[285]Simone Delattre explique que pour la Préfecture de police, la nuit est le moment où la ville et ses habitant·es courent les plus grands dangers. En cela, un nombre maximal de mesures de prévention doit être pris, avant que cela ne dégénère en agressions et en tapages. *Les Douze heures noires..., op. cit.*

[286]Telle que définie à la note n°24, soit en l'occurrence la production théorique d'une classe sociale ayant des applications politiques, donc sociales, sur les autres classes de la société.

mendicité[287]. Elle précise que seules 0,82 % des femmes arrêtées pour mendicité sont des femmes soumises, mais il paraît évident qu'un grand nombre d'entre elles devait se prostituer sans en avoir informé les policiers. Par exemple, Anne Auffray, une fille publique de 46 ans, est arrêtée pour vagabondage par les agents de police le 28 janvier 1863. Elle souffre de vertiges et de stupeur, ce qui motive son placement d'office à la Salpêtrière[288].

* Le sexe et l'argent des trottoirs[289]

Les descriptions que donnent les médecins des femmes publiques semblent influencées à la fois par les stéréotypes portant sur les classes populaires et par certaines conceptions morales et religieuses de la sexualité et de l'argent. Dans ce cadre conceptuel propre à la morale bourgeoise, la prostitution est doublement blâmable, premièrement, en ce qu'elle favorise les rapports sexuels hors du mariage ; et deuxièmement en qu'elle exige une compensation matérielle tangible pour la personne qui offre le service sexuel. Ainsi, le stigmate de prostituée serait nourri par ce qu'Arlette Farge appelle « les deux mamelles de l'opprobre »[290] que sont l'argent et le sexe et qui seraient tous deux contraires à la nature féminine. C'est en raison de ces croyances qu'A. J.-B. Parent-Duchâtelet écrit en 1836 :

Qu'« il suffit d'avoir une mère et de réfléchir combien le sexe auquel elle appartient se trouve dégradé par la condition et les

---

[287]Delphine Beauvois, *La Criminalité féminine ..., op. cit.*.
[288]AP-HP, 6Q3-16 : Registre d'entrées des folles idiotes et crétines, Salpêtrière, 1860-1863 ; 6R/6 : Registre d'observations médicales de la Salpêtrière, 1861-1866 ; 6Q3/17 : Registre d'entrées des folles idiotes et crétines de la Salpêtrière, 1863 ; 6Q2/41, Registre d'entrées des aliénées d'office, 1862-1863.
[289]Formulation inspirée par le titre de l'ouvrage de Catherine Deschamps : *Le Sexe et l'argent des trottoirs*, Paris, Hachette, 2006, 238 p. Cette étude anthropologique contemporaine porte sur le rapport des prostitué·e·s à l'argent qu'ils et elles gagnent en se prostituant à Paris.
[290]Arlette Farge, *Vivre dans la rue à Paris au XVIIIème siècle*, Paris, Gallimard, 1992 (1979), 252 p.

habitudes de la prostitution, qu'on peut envisager comme le plus grand contre-sens (sic) de la nature »[291].

Cette idée est toujours répandue un siècle plus tard chez quelques médecins, dont Léon Bizard, qui exerce à Saint-Lazare et qui affirme en 1934 :

« Pour que la femme accepte de déchoir complètement, il faut qu'elle vienne à perdre le sentiment essentiellement féminin de la pudeur, la pudeur sexuelle tout au moins »[292].

La morale bourgeoise se caractérise avant tout par le principe d'économie qui prend la forme de l'injonction à l'économie pécuniaire, à l'économie dans l'apparat vestimentaire et à l'économie des forces sexuelles. À cause de leurs habitudes et de leur profession, on accuse les prostituées de ne pas thésauriser, de vivre au jour le jour en dilapidant leur argent dans un luxe superfétatoire[293] et d'exercer une activité qui, en plus d'être improductive économiquement, se trouve être stérile dans l'ordre de la reproduction de l'espèce. De fait, les femmes vénales constituent le mauvais sujet par excellence de la morale bourgeoise capitaliste.

De plus, en raison des conceptions qui veulent que la sexualité féminine soit passive et ne requière ni effort ni compétence, les gains d'une fille publique (qui peuvent atteindre le double ou le triple du salaire quotidien d'une ouvrière) sont parfois perçus comme un abus scandaleux et injustifié. En outre, les richesses et le luxe de certaines courtisanes sont encore plus susceptibles de susciter le blâme des personnes qui considèrent que la richesse est la juste récompense d'une longue vie de labeur. Pour cela Josephine Butler se scandalise de ce

---

[291]A. J.-B. Parent-Duchâtelet, *De la Prostitution dans la ville de Paris considérée sous le rapport de l'hygiène publique, de la morale et de l'administration*, Paris, Baillarger, 1836, t. 2, p. 526.

[292]Léon Bizard, *La Vie des filles*, Paris, Grasset, 1934, p. 74.

[293]Le docteur Jeannel affirme que « l'imprévoyance et la stupidité de ces malheureuses filles dépassent le plus souvent tout ce que peuvent imaginer les législateurs qui combinent des règlements dans leur cabinet. Si leur intelligence n'était pas au niveau de leur moralité, elles ne descendraient pas jusqu'à l'ignominie de leur métier », *De la Prostitution ..., op. cit.*, p. 529.

que la prostitution est un « vice dégoûtant [élevé] au niveau d'une industrie reconnue, et [qu'elle soit revêtue de] la dignité du travail, [qui est] l'attribut le plus noble de l'humanité »[294].

Selon la théoricienne contemporaine Paola Tabet, le fait d'exiger un paiement pour un acte sexuel a un caractère subversif. Selon elle, dans la prostitution :

«Le service ou l'usage sexuel considéré comme un dû par le groupe des hommes est au contraire fourni de façon contractuelle contre un paiement. Voilà la dimension de révolte contre la sexualité obligée »[295] écrit-elle.

Dans cette perspective, l'exigence d'une rémunération « caractérise la forme la plus explicite et la plus radicale de rapport, et celle qui éventuellement sera le plus stigmatisée ».[296] En cela, les types de prostitution qui n'utilisent pas l'argent liquide comme paiement mais d'autres formes de compensation matérielle (aide pour le loyer, cadeaux, nourritures) sont moins stigmatisées[297] puisqu'elles conservent les apparences d'une relation sentimentale et/ou maritale[298]. Ainsi les courtisanes

---

[294] Discours de J. Butler prononcé à la Salle de la Redoute le 7 février 1877, dir. Donat Sautter, *La Police des mœurs et la morale,* Paris, Sandoz, 1877, p. 50-51.

[295]Paola Tabet, « Les dents de la prostituée. Echange, négociation et choix dans les rapports économico-sexuels », dir. Marie-Claude Hurtig et Michèle Kaïl et Hélène Rouch, *Sexe et genre. De la hiérarchie entre les sexes*, Paris, CNRS, 1991, p. 241-242.

[296]*Id.* p. 231.

[297]Ainsi est-il honteux et dégradant de se vendre « pour de l'argent », mais pas de se vendre pour la sécurité financière et sociale prodiguées par un époux, comme l'estime Vittorio Levi, médecin à Alexandrie : « se vendre pour de l'argent, écrit-il, cette pensée seule fait horreur à la femme honnête. La prostituée est à ses yeux la honte de son sexe et doit être répudiée sans merci ! », *La Prostitution chez la Femme et la Traite des Blanches*, conférence faite à Delphes le 28 mai 1912, Naples, Castiglione, 1912, p. 41.

[298]Ambroise Tardieu reconnaît cependant que le nom de « prostituée » doit « s'appliquer à l'état de ces filles perdues qui, placées sous l'action de la police, tolérées par elle, ne se livrent point à d'autre métier », mais aussi aux femmes qui « *tombées moins bas dans l'opinion publique*, entretiennent, en dehors du mariage, des rapports sexuels qu'elles changent à chaque instant, suivant leur caprice et leur

sont-elles moins perçues comme des prostituées que comme des amantes puisque les services qu'elles offrent servent à flatter leurs clients, en jouant le jeu de la séduction et du désir et en affichant publiquement les preuves de leurs largesses au travers des robes extravagantes et des parures de diamants qu'ils leur offrent.

* Les dangers de la sexualité vénale

De plus, les tenants de la morale bourgeoise réprouvent la prostitution en ce que les femmes qui l'exercent ont des relations sexuelles, en dépit de leur célibat[299], fréquentes et avec des partenaires varié·e·s. On peut appréhender cette réprobation grâce à ce que C.-J. Lecour rapporte au sujet d'une personne anonyme qui propose à la Préfecture de police de punir le racolage par 10 ans de galère et l'adultère par un emprisonnement de 10 ans[300]. Pour leur part, les médecins ont à cœur de protéger le sexe faible des dangers de la sexualité extraconjugale[301], comme le fait le docteur Manquat lorsqu'il écrit :
« Il faut donc en finir avec l'ignorance : la jeune fille doit être instruite à ne jamais perdre de vue les dangers qu'elle court [...] toutes les fois qu'elle accepte des rapports en dehors du mariage »[302].

Quant au docteur Esquirol, il rappelle dans le même but que Tissot avait déjà remarqué que « les plaisirs de l'amour jettent moins dans l'abattement et la lassitude lorsqu'ils sont puisés

---

intérêt », *Dictionnaire ..., op. cit.*, p. 431. (Nos italiques)

[299]Les archives de la Salpêtrière attestent du fait que les deux tiers des prostituées enregistrées sont célibataires.

[300]C.-J. Lecour, *La Prostitution à Paris et à Londres 1789-1877*, Paris, Asselin, 1872 (1870), p. 47.

[301]Sur ce thème, voir le chapitre II « les plaisirs réguliers du mariage » de l'ouvrage de Sylvie Chaperon, *Les Origines de la sexologie. 1850-1900,* Paris, Audibert, 2007, p. 32.

[302]A. Manquat, « Prophylaxie de la syphilis et des maladies vénériennes dans leurs rapports avec la prostitution. Rapport », *Association française pour l'avancement des sciences*, Congrès de Lyon, 2-7 août 1906, Paris, Hôtel des sociétés savantes, 1906, p. 25.

dans le sein d'un objet aimé »[303].

Si la nocivité des rapports sexuels avec des inconnu·e·s pour la santé morale et physique des femmes est bien soulignée par quelques médecins, certains auteurs vont jusqu'à affirmer que ces rapports représentent une menace pour la société. Ainsi les médecins justifient-ils de leurs considérations morales en accusant les femmes de faire courir un danger au corps social. Le docteur Marrin prétend ainsi que « la proportion des femmes accusées augmente quand elles n'ont pas d'enfants » et que les femmes célibataires seraient plus souvent criminelles que les femmes mariées[304]. Ces croyances sont tenaces[305] puisqu'en en 1934 Léon Bizard affirme toujours que la perte de la virginité hors des « conditions normales » (le mariage) a généralement des conséquences très fâcheuses sur l'esprit des femmes, car la virginité est « le plus précieux trésor d'une jeune fille » qui agit comme « un voile qui cache le bien et le mal »[306].

Si l'on en croit les médecins, les prostituées ont pour spécificité d'avoir perdu très tôt leur innocence, d'être précoces et de ne pas tenir la virginité et la chasteté pour des vertus. Ainsi le docteur Commenge considère-t-il que « le mot pudeur n'existe pas » pour les prostituées et que celles-ci n'attachent aucune valeur à leur virginité[307]. Tandis que Vittorio Levi explique l'impudeur des filles publiques par le fait que « la chasteté cesse d'être [dans les milieux populaires] une des plus grandes vertus de la femme ! »[308].

Cette opinion est partagée par le grand public, dont l'observateur social Coffignon qui écrit :

---

[303]Étienne Esquirol, *Des Passions considérées comme causes, symptômes et moyens curatifs de l'aliénation mentale*, Paris, Librairie des Deux-Mondes, 1980 (1805), p. 9.

[304]P. Marrin, *Le Mariage. Théorique et pratique, son hygiène, ses avantages, ses devoirs, ses misères*, Paris, Kolb, 1890, XII-319 p.

[305]Elsa Dorlin explique bien dans *La Matrice de la race (op. cit.)* comment, malgré les démentis et l'existence d'un discours différent, les stéréotypes vernaculaires sur *la* Prostituée ou sur *la* Femme perdurent et empêchent tout changement des mentalités.

[306]Léon Bizard, *La Vie des filles..., op. cit.*, p. 79.

[307]Octave Commenge, *Hygiène sociale. La Prostitution clandestine à Paris*, Paris, Schleicher, 1897, p. 102.

[308]Vittorio Levi, *La Prostitution..., op. cit.*, p. 43.

« Il n'est pas rare de trouver aujourd'hui des jeunes filles qui n'ont pas même l'excuse d'un entraînement pour expliquer leur première chute. Froidement, et de propos libéré, elles ont sacrifié leur virginité »[309].

On trouve également de nombreux exemples de prostituée dont la carrière a commencé très tôt dans la littérature, comme en atteste *La Fille Élisa* d'Edmond de Goncourt qui « s'était donnée au premier venu [et] s'était faite prostituée, simplement, naturellement, presque sans un soulèvement de conscience »[310]. D'ailleurs, les statistiques données par le docteur Martineau tendraient à confirmer que la majorité des prostituées clandestines ont été déflorées entre 15 et 17 ans[311]. Néanmoins, c'est le discours qui nous intéresse ici et non pas des chiffres que l'on sait peu fiables et conditionnés par les conceptions propres aux auteurs.

Nous avons vu jusque-là comme les théories médicales peuvent être à l'origine d'une ostracisation et d'un mépris public à l'égard des prostituées pour des raisons morales propres à la classe sociale dont font partie les médecins. Nous allons voir maintenant dans quelle mesure le blâme des femmes vénales s'accompagne d'une pathologisation (selon l'équation immoralité = pathologie) des pratiques sexuelles propres à la prostitution et généralement à la sexualité non-conjugale. Il nous semble que cette pathologisation est la meilleure façon pour les médecins de justifier de leur participation aux débats moraux, en ce qu'elle consiste à définir les filles publiques comme des malades sexuelles qui doivent être traitées par des spécialistes. Enfin, la pathologisation constitue la façon la plus efficace de nier le pouvoir des femmes vénales, puisqu'elle permet de les définir comme anormales et de les faire enfermer dans les asiles psychiatriques[312].

---

[309] A. Coffignon, *La Corruption à Paris..., op. cit.*, p. 21.

[310] Edmond de Goncourt, *La Fille Élisa*, Paris, Zulma, 2004 (1877), p. 26. Voir aussi M. Dottin-Orsini et D. Grojnowski dir., *Un Joli monde. Romans de la prostitution*, Paris, Laffont, 2008, 1117 p.

[311] Louis Martineau, *Prostitution clandestine*, Paris, Delahaye, 1885, IV-216 p.

[312] En effet, le discours médicale est le plus à même de minoriser des individus ; comme l'explique Léon Daudet : « on se représente difficilement aujourd'hui le prestige dont jouissaient la médecine et les

Sexualité féminine et pathologie

* Science et sexualité : une alliance illégitime ?

La liste des écrits sur la prostitution rédigés entre le Second Empire et la Première Guerre mondiale est très longue[313]. Elle témoigne à la fois d'une fascination et d'une répulsion pour le sujet, lequel se trouve soit valorisé, soit vigoureusement condamné. Les propos d'un chroniqueur anonyme du *Saturday Review* décrivent parfaitement la situation française qui nous intéresse ici, même s'il faut noter qu'ils s'appliquent à l'Angleterre :

« Elles [les prostituées] ont été l'objet de ressentiment, de tendresse philanthropique et de commentaires cyniques, jusqu'à ce qu'elles aient le droit de se considérer comme l'une des classes les plus intéressantes de la société anglaise ; les hommes rapides leur font l'amour ; les hommes lents parlent d'elles ; la jeune demoiselle à la mode copie leurs tenues ; l'ecclésiastique évangélique leur sert le thé avec des tartines et des discussions attendrissantes au milieu de la nuit ; et la jeune femme dévote s'adonne à la tâche de s'occuper d'elles dans une retraite charmante et recluse... »[314]

Il est reproché aux filles publiques leur pouvoir de séduction tel qu'il apparaît comme une menace pour les hommes et particulièrement pour les jeunes gens. L'abolitionniste Aimée Lucas s'exclame à ce sujet : « quelles roueries ces femmes ne

---

médecins dans la société matérialiste d'il y a trente ans [...]. Il semblait entendu que les savants étaient des hommes à part, échappant aux tares habituelles, toujours désintéressés, souvent héroïques, quelquefois sublimes. Piliers de la République, bénéficiant de toutes les décorations et hautes faveurs du régime, disposant des secrets des familles, de la vertu des femmes et suspendant la menace héréditaire sur la tête des enfants, ceux que j'ai appelés les morticoles régnaient à la fois par la ruse et par la terreur », Léon Daudet, *Devant la douleur*, 1914, rééd. R. Laffont, Bouquins, Paris, p. 147.

[313]Voir l'ouvrage de M. Dottin-Orsini et D. Grojnowski dir., *Un Joli monde..., op. cit.* qui présente 39 extraits de romans et nouvelles de la période 1836-1922 et la bibliographie proposée par les auteur·e·s.

[314]Extrait du *Saturday Review* de 1862, cité dans Cyril Pearl, *The Girl with the swansdown seat,* Londres, Muller, p. 52.

mettent-elles pas en jeu pour fasciner et exploiter le jeune homme riche [...] ! L'habile Messaline possède tous les moyens de persuasion »[315]. Face aux pièges « incessamment tendus sous les pas de la jeunesse », elle se dit convaincue par la nécessité de tracer la limite morale que le jeune homme ne doit pas franchir et conclut en prétendant vouloir « sauver ceux qui peuvent encore être ramenés, et traquer tous ces misérables, dont l'incurable perversité sème parmi nous et la honte et l'effroi »[316]. L'écrivain Maxime du Camp considère même que les filles publiques qui arpentent les rues de Paris représentent une véritable « armée du mal qui, sans cesse en haleine, menace et attaque Paris »[317]. Le fait que Léon Bizard rappelle encore en 1934 que « certaines vedettes de la galanterie actuelle » autoritaires et menaçantes, sont « fort capables de tenir fermement sous leur joug, comme de délester copieusement et de mettre à sec des hommes riches, importants, chargés d'honneurs, inspirant à leur entourage la crainte et le respect »[318] atteste de la persistance du thème des prostituées mangeuses d'hommes.

Les médecins apportent eux aussi leur contribution aux écrits qui portent sur les mœurs et la morale, comme le rappelle Linda Mahood lorsqu'elle explique que la question de l'immoralité sexuelle est centrale dès l'apparition des premiers discours de la médecine moderne[319]. Néanmoins, la participation des médecins aux débats sur l'immoralité ne va pas de soi et exige des justifications, qui peuvent prendre la forme de 2 arguments : le premier consiste à mettre en avant les risques de contagion de

---

[315]Aimée Lucas, *Les Dangers de la prostitution considérés sous le rapport de l'ordre public, de la morale et de l'administration*, Paris, chez l'auteur, 2de édition, 1841, p. 24-25.

[316]*Id.*, p. 7 et 14.

[317]Maxime Du Camp, *Paris, ses organes, ses fonctions et sa vie ds la second moitié du XIXème siècle*, t. 3, Paris, Hachette, 1884 (7e édition), p. 79.

[318]Léon Bizard, *La Vie des filles*, Paris, Grasset, 1934, 282 p. 37.

[319]« La médecine est sœur de la religion et de la morale ; son ministère, tout de bienfaisance et d'humanité, lui inspire tous les devoirs, lui attribue tous les droits d'un sacerdoce », postule l'article 67 du projet d'Association des médecins de Paris, ORFILA, voté en novembre 1834. Cité par Jacques Léonard dans *La Médecine entre les savoirs et les pouvoirs*, Paris, Aubier, 1981.

maladies contagieuses inhérents à la sexualité extraconjugale dans le but de présenter la médecine comme seule autorité compétente et nécessaire à la prévention des épidémies ; le second vise à disqualifier toutes les personnes dont les pratiques sexuelles ne sont pas reproductives en définissant ces pratiques comme contre-nature et pathologiques.[320]

Les justifications présentent dans l'introduction des ouvrages médicaux sur la sexualité, témoignent de ce que la légitimité des médecins à traiter de ces thèmes est susceptible d'être contestée. Les docteurs Corlieu et Mireur mettent en garde « ceux qui cherchent dans un ouvrage sur la prostitution un livre pornographique », celui qu'ils ont écrit ne leur est pas adressé[321]. Ils précisent de surcroît que leur ouvrage n'a pas été écrit dans le but de « satisfaire des curiosités malsaines »[322] mais bien avec « la certitude de pouvoir imprimer à [leur] œuvre un caractère à la fois scientifique et moral »[323]. Louis Martineau et le docteur Fodéré insistent quant à eux sur la difficulté et la pénibilité de leurs entreprises, afin de démontrer que la complaisance ne saurait avoir été un moteur : « quelqu'abject (sic), quelque vil que paraisse ce sujet, écrit le docteur Fodéré, il est pourtant encore capable d'offrir un grand intérêt à l'observateur et au médecin »[324]. Le docteur Martineau avoue même que la laideur de son étude l'a poussé à vouloir « la tenir secrète et ne pas divulguer les faits honteux sur lesquels elle repose »[325]. Cependant, comme le rappelle heureusement le Hippolyte Mireur, « la science a le privilège de purifier tout ce qu'elle touche »[326] et de garantir la pureté des intentions du

---

[320]Linda Mahood, *The Magdalenes: Prostitution in the Nineteenth-Century*, Londres, Routledge, 1990, IX-205 p. Voir aussi l'ouvrage de Sylvie Chaperon, *Les Origines..., op. cit.* Voir également le deuxième chapitre de la deuxième partie de ce présent travail intitulé : Mauvais genre. De la mauvaise féminité à la non-féminité.

[321]Auguste Corlieu, *La Prostitution à Paris*, Paris, Baillière, 1887, p. IV.

[322] Hippolyte Mireur, *La Prostitution à Marseille. Histoire, administration et police, hygiène*, Paris, Dentu, 1882, XII.

[323] *Ibid.*

[324]Fodéré, «Prostitution », *Dictionnaire des sciences médicales*, t. XLV, Paris, Panckoucke, 1820, p. 480.

[325]Louis Martineau, *Leçons ..., op. cit.*, p. 2.

[326]Hippolyte Mireur, *La Syphilis ..., op. cit.*, p. 247. Michel Foucault

chercheur.

On note qu'en dépit des précautions prises par les médecins et l'usage de pseudonymes, la Faculté de médecine de Paris exerce un contrôle vigilant et n'hésite pas à censurer trois thèses sur le libertinage et les prostituées entre 1880 et 1885[327]. D'ailleurs, les propos de Cesare Lombroso et Guglielmo Ferrero témoignent de leur intérêt érotique pour le sujet de leurs recherches, puisque arrivés au terme de celles-ci, ils écrivent : « nous savourâmes la joie du chasseur dont la volupté du succès est redoublée par les fatigues de la conquête »[328].

* Prostituées perverses et conduites pathologiques

Les auteurs attribuent fréquemment aux prostituées toutes les pratiques sexuelles qui sont dites perverses tant leur activité est décrite comme un préambule au vice[329]. Le docteur Rhazis affirme par exemple qu'il sait « de source certaine que 25 % des prostituées de Berlin entretiennent des relations sexuelles avec des femmes »[330], tandis que Louis Fiaux prétend même que :

« Sans la pratique courante du tribadisme public, de la pédérastie, de la sodomie, du sadisme et de la bestialité, il y a longtemps que toutes les maisons publiques auraient

---

explique dans *La Volonté de savoir* que la nécessité de parler de la sexualité est mise en avant par les médecins à partir du XVIIIème siècle pour ce qu'elle s'insère dans « des systèmes d'utilité, à régler pour le plus grand bien de tous », t.1 de *l'Histoire de la sexualité*, Saint-Amand, Gallimard, 2006 (1976), p. 34-35.

[327]À ce sujet voir l'ouvrage de Sylvie Chaperon, *Les Origines..., op. cit.*, chapitre I.

[328]Cesare Ferrero et Guglielmo Ferrero, *La Femme criminelle..., op. cit.*, p. VIII.

[329]Le docteur Fodéré affirme dans l'article « Prostitution » du *Dictionnaire des sciences médicales* que « la prostitution est un acte qui amène la dégradation des forces physiques et morales des personnes qui s'y livrent » et qu'elle est « attentatoire aux bonnes mœurs », ..., *op. cit.*, p. 480-491.

[330]Rhazis, *Saphistes et tribades*, Paris, Collection des sciences médicales élémentaires, 1909, p. 31. Le lesbianisme supposé des filles publiques est répété et affirmé depuis l'ouvrage de Parent-Duchâtelet, *De la Prostitution dans la ville de Paris..., op. cit.*

disparu »[331].

La maison de tolérance est en cela bien souvent décrite par les opposants au système à la française[332], soit comme l'antre du diable, soit comme le repaire du Marquis de Sade. Ainsi, R. Decante, juge au tribunal civil de Châteaudun et membre correspondant de la Société de médecine légale de France récompensé par l'Académie des Sciences morales et politiques, écrit-il que :

« La maison de tolérance est le toit qui couvre les outrages à la pudeur dont s'amusent les pervertis ; c'est la grande école d'immoralité où tous les novices sont brusquement initiés à tous les secrets de la débauche »[333].

Les condamnations morales des médecins s'accompagnent à partir des années 1880 d'une pathologisation des personnes faisant montre de conduites sexuelles non reproductives, que la loi de 1838 permet de faire interner, en ce qu'elle permet :

« L'invasion de la psychiatrie par toute une masse de conduites qui, jusque-là, n'avaient reçu qu'un statut moral, disciplinaire, ou judiciaire. Tout ce qui est désordre, indiscipline, agitation, indocilité, caractère rétif, manque d'affection, etc., tout ça peut être désormais psychiatrisé »[334].

Les références à des pratiques sexuelles dites « déviantes » dans les registres d'observations médicales de la Salpêtrière s'accentuent durant la même période et concernent principalement les mineures âgées pour la plupart de 14 ans[335].

---

[331]Louis Fiaux, *Les Maisons .., op. cit.*, p. 135.

[332]La perception des maisons de tolérance par les abolitionnistes s'opposent en tous points à celle des règlementaristes qui voient, au contraire, dans la maison close officielle le principe même du commerce sexuel rationalisé et salubre.

[333]R. Decante, *La Lutte contre la prostitution*, Paris, Giard et Brière, 1905, p. 90.

[334]Michel Foucault, *Les Anormaux. Cours au Collège de France. 1974-1975*, Paris, Seuil/Gallimard, 1999, p. 150.

[335]Les deux tiers des mineures internées à la Salpêtrière pendant cette période sont âgées de 14 ans mais on trouve certaines fillettes de 2, 3

Victorine Gallienne par exemple, est admise à la Salpêtrière le 25 juillet 1885, à l'âge de 14 ans, sur demande du préfet parce qu'elle présente de mauvais instincts, se livre à des pratiques obscènes en public et « est tout à fait vicieuse »[336]. Ces jeunes filles sont accusées de mettre en péril l'ordre social, à l'exemple d'Anne Jamot qui est internée le 14 août 1885 à l'âge de 14 ans en raison de ses « tendances perverses obscures » et de son exhibitionnisme devant des enfants. Ses symptômes constituent une menace suffisamment « dangereuse pour la morale publique »[337] pour qu'elle soit toujours internée à la Salpêtrière en 1917. Quant à Marie Louise Marchaud, elle est plus chanceuse puisque, en dépit de son arrestation pour « perversité » manifestée par : des rapports sexuels entretenus avec son père ; de l'onanisme ; et des outrages aux mœurs, sa mère la réclame et obtient sa libération 7 jours après son internement[338].

Les certificats médicaux qui accompagnent ces jeunes patientes révèlent que la sexualité des personnes mineures de sexe féminin est perçue par les médecins comme symptomatique d'un état mental pathologique aliéné qui exige l'internement psychiatrique et la prise en charge médicale. Les aliénistes insistent sur le fait qu'ils agissent pour le bien propre de la personne aliénée, étant entendu que la sexualité est dangereuse et risque de les mener vers la prostitution, la maladie, voire la mort. C'est ainsi que Josèphe Paulnier est envoyée à la Salpêtrière le 16 mai 1886 à cause d'une « imbécillité compliquée de mauvais instincts ». Elle « doit être placée pour être soignée et protégée dans un établissement spécial » en ce qu'elle se livre à des actes obscènes et qu'elle

---

et 4 ans et des jeunes filles de 17 et 18 ans. Voir AP-HP, 6R/42 : Registre d'observations médicales de la Salpêtrière, 1885-1891 ; 6Q2/70 : Registre d'entrées des aliénées d'office de la Salpêtrière, 1885-1888 ; 6Q2/71 : Registre d'entrée des aliénées d'office, 1888-1894 ; 6Q2/74 : Registre d'entrée des aliénées d'office de la Salpêtrière, 1909-1916 ; 6R/43 : Registre d'observations médicales de la Salpêtrière, 1899-1922.

[336] AP-HP, 6R/42 : Registre d'observations médicales de la Salpêtrière, 1885-1891.

[337] *Ibid*

[338] *Id.* Marchaud Louise Marie, n°38985, 11 septembre 1885/18 septembre 1885.

recherche les hommes et les petits garçons[339]. Quant à Angeline Marie Augustine Vacher, son cas est très semblable, il n'est qu'à voir le fait qu'elle est âgée de 14 ans lorsqu'elle « doit de toute nécessité être enfermée dans un établissement où elle pourra recevoir les soins matériels et moraux que son état réclame ». La jeune fille est en effet amenée à la Salpêtrière le 11 novembre 1886 tant elle est « mue par le désir de satisfaire ses propensions sexuelles » et pour ce qu'elle est dite souffrir de débilité intellectuelle et de crétinisme[340].

La prostitution est décrite par les aliénistes comme une maladie mentale qui se caractérise par la perversion des instincts sexuels chez les femmes[341]. Cette maladie pousserait celles et ceux qui en souffrent à rechercher en permanence l'assouvissement de leurs besoins sexuels puissants et pléthoriques, comme l'explique Ambroise Tardieu :

« Il est des filles qui se livrent à ce métier par suite d'un dévergondage insatiable qu'on ne peut expliquer chez elles que par l'action d'une maladie mentale ; mais en général, ces faits sont très rares »[342].

L'aliéniste Henri Legrand du Saulle rapporte à ce propos le cas d'une prostituée nymphomane dont l'« infâme et très active industrie » parvient à peine à tempérer les élans lubriques dévorants et qui en peu d'années tombe « dans le dernier degré de l'abrutissement »[343]. Le docteur Alibert considère quant à lui qu'une trop forte fréquentation de clients provoque finalement

---

[339]AP-HP, 6R/42..., *op. cit.*

[340]*Ibid.*

[341]Vittorio Levi affirme que « les médecins spécialistes » considèrent la prostitution « comme une maladie morale passagère dont la moitié des patientes guérissent sinon complètement, du moins assez pour ne plus constituer un danger social ». La preuve de leur guérison résiderait selon lui dans le fait qu'elles abandonnent le commerce sexuel pour se marier et faire des enfants. *La Prostitution chez la Femme et la Traite des Blanches*, conférence faite à Delphes le 28 mai 1912, Naples, Castiglione, 1912, p. 111.

[342]Ambroise Tardieu, *Dictionnaire..., op. cit.*, , p. 434.

[343]Henri Legrand du Saulle, *Les Hystériques. État physique et état mental, actes insolites, délictueux et criminels*, Paris, Baillière et Fils, 1883, p. 596.

le dégoût des hommes chez les femmes galantes et les pousse au lesbianisme : « quand la passion sexuelle est vive, ne pouvant plus s'assouvir avec l'homme, elles prennent d'autres moyens »[344] écrit-il. Havelock Hellis affirme encore en 1934 qu'il est admis « par tous les observateurs » que « la masturbation [...] est extrêmement fréquente chez les prostituées de tous pays »[345] et que les femmes publiques « tendent à se rapprocher du type qui [...] est caractérisé par une sensualité développée »[346].

Les ouvrages des médecins révèlent une méconnaissance du corps et de la sexualité des femmes, et une volonté délibérée de présenter toutes leurs manifestations érotiques de façon pathologique. Le docteur Martineau raconte une anecdote qui, bien qu'elle soit éloignée de notre sujet, illustre parfaitement la méconnaissance de la sexualité féminine par les médecins. Il s'agit de l'aventure d'une fillette qui utilise un pot à pommade pour se masturber et qui, n'ayant pas réussi à l'ôter de son vagin, vient seulement quatre ans plus tard demander de l'aide à l'hôpital Lourcine. L'auteur ne s'étonne ni du fait que sa patiente ait attendu si longtemps pour se faire soigner, ni qu'un pot à pommade se perde dans le vagin d'une jeune personne tel que dans un puits sans fond[347]. D'ailleurs, Louis Martineau semble également considérer le vagin comme une grotte pétrifiante en ce qu'il rapporte que, lors de l'extraction de l'objet du corps de la patiente, il est trouvé « incrusté de sels calcaires »[348]. Cette anecdote est l'occasion pour lui de confirmer le caractère pathologique des démonstrations érotiques chez les enfants du sexe féminin, comme en atteste la conclusion de celle-ci : « la masturbation est souvent le fait d'une imagination déréglée, de troubles mentaux appartenant au délire chronique, à la

---

[344]Alibert, *Tribadisme..., op. cit.*, p. 40.

[345] Havelock Hellis, *La Prostitution..., op. cit.*, p. 77.

[346]*Id.*, p. 87. Sur le mythe de la Prostituée « type », voir notre troisième sous partie du premier chapitre de la deuxième partie.

[347]H. de Varingy rapporte un cas semblable dans l'article « Vagin » du *Dictionnaire encyclopédique des sciences médicales* : « une bobine de fil séjourna 22 ans dans le vagin d'une femme sans que deux maris et plusieurs médecins appelés à la soigner se soient aperçus de sa présence » écrit-il. 1886, t. 2, série 5. Paris, Masson, p. 244.

[348] Louis Martineau, *Leçons ..., op. cit.*, p. 57.

lypémanie »[349].

Nous avons vu que le discours médical et les pratiques d'internement asilaire tendent à présenter la sexualité féminine et la prostitution comme des manifestations de maladies mentales ; il s'agit à présent d'étudier une forme de folie érotique fréquemment associée à la prostitution dans les ouvrages médicaux : l'hystérie.

Hystérie et prostitution : la folie érotique

* Le désir sexuel des femmes comme symptôme d'hystérie

Selon Benjamin Ball, interne à l'hôpital Bicêtre dans les années 1850 et médecin des hôpitaux de Paris en 1870, les femmes seraient « plus sujettes que les hommes »[350] aux folies de type érotique[351] qui sont des maladies incurables. Hippolyte Berheim, médecin et neurologue français né en 1840, prétend même que « les crises d'hystérie ont existé de tout temps, parce qu'elles sont [...] inhérentes à la nature humaine, et surtout à la nature féminine »[352] et Henri Legrand du Saulle confirme que « l'hystérie est par excellence une maladie du sexe féminin »[353].

Les femmes hystériques se singularisent selon Benjamin Ball par l'usage d'un langage outrageusement obscène qui ne saurait

---

[349] *Ibid.*

[350] Benjamin Ball, *La Folie érotique*, Paris, l'Harmattan, 2001 (1888), p. 44.

[351] Benjamin Ball classe les folies érotiques en 5 types distincts que sont : 1) l'érotomanie ou folie de l'amour chaste ; 2) l'excitation sexuelle (pouvant prendre elle-même les 5 formes suivantes : 1. hallucinatoire 2. aphrodisiaque 3. obscène 4. nymphomanie 5. satyriasis) ; 3) la perversion sexuelle (présentant les 4 types pervers suivants : 1. sanguinaire 2. nécrophile 3. pédéraste 4. interverti). *La Folie érotique..., op. cit.*

[352] Hippolyte Bernheim, *L'Hystérie*, Paris, O. Doin et fils, 1913, p. 5.

[353] *Les Hystériques..., op. cit.*, p. 14. En outre Pierre Briquet confirme cette croyance de façon subtile en affirmant dans son *Traité clinique et thérapeutique de l'hystérie* qu'un homme hystérique serait la preuve d'un « renversement des lois constitutives de la santé », et qu'en cela, seules les femmes peuvent être sensibles à cette maladie, Paris, Baillière, 1859, p. 101.

être attribué « qu'à un état d'aliénation mentale » de type hystérique[354]. La consultation des registres de la Salpêtrière permet de constater que l'obscénité est très souvent utilisée pour spécifier les comportements des femmes vénales, même si elles ne sont pas considérées comme hystériques. Par exemple Virginie Alphonsine Guy est amenée à la Salpêtrière le 8 février 1873 à cause des cris et des chants obscènes qu'elle profère à la prison Saint-Lazare où elle est détenue[355] ; Joséphine Françoise Tareste est, elle, internée le 21 avril 1875 parce qu'elle « se livre à des propos obscènes, injurie les agents de police » et se prostitue[356].

Cela semble correspondre aux croyances du docteur Krafft-Ebing pour qui l'hystérie est définie par des « mouvements passionnels exagérés », des « instincts exaltés et pervertis, dans la sphère sexuelle surtout, et qui se traduisent par un penchant éhonté à la prostitution et par de l'onanisme »[357]. Émile Laurent confirme la croyance en une tendance propre aux hystériques à pratiquer le commerce sexuel lorsqu'il écrit que « les hystériques se font assez souvent prostituées par pur dilettantisme »[358]. Henri Legrand du Saulle admet également « que c'est parmi les filles publiques [...] qu'on rencontre le plus grand nombre de malades »[359] hystériques et que ce seraient les « excès de toute nature auxquels se livrent ces malheureuses »[360] qui favoriseraient l'apparition des crises. Quant à Jean-Martin Charcot, il cite le cas d'une jeune femme de 21 ans dont les crises d'hystérie ont commencé lorsqu'elle

---

[354] *Id.*, p. 81.

[355] AP-HP, 1Q2/175 : Registres d'entrées de la Salpêtrière, 1873-76.

[356] AP-HP, 6R/11 : Registre d'observations médicales de la Salpêtrière, 1875-1877 ; 6R/85 : Registre d'observations médicales de la Salpêtrière, 1873-1876.

[357] Krafft-Ebing, *La Responsabilité criminelle et la capacité civile dans les états de trouble intellectuel. Éléments de psychiatrie médico-légale à l'usage des médecins et des jurisconsultes*, Paris, Masson, 1875, p. 163.

[358] Émile Laurent, « Pathologie. Prostitution et dégénérescence », *Annales médico-psychologiques,* n°10, 1899, p. 378.

[359] Henri Legrand du Saulle, *Les Hystériques. État physique et état mental, actes insolites, délictueux et criminels*, Paris, Baillière et Fils, 1883, p. 41-42.

[360] *Ibid.*

avait 15 ans, pour lesquelles « les mauvais traitements qu'elle subissait de la part de son père, adonné aux excès de boisson, et plus tard la prostitution, ont sans doute exercé une certaine action étiologique »[361]. Son disciple Gilles de la Tourette est encore plus radical que son maître lorsqu'il écrit que « la profession de prostituée [est la seule profession qui soit] favorable à l'éclosion des phénomènes hystériques »[362].

Cependant, tous les aliénistes ne partagent pas les croyances qui présentent les hystériques comme des femmes lascives et trop sensuelles. À ce propos, Hippolyte Berheim dénonce en 1913 le fait qu'il n'y ait pas : « de vice qu'on n'ait endossé aux pauvres hystériques. Ce mot est devenu synonyme de déséquilibrée, de pervertie, d'amorale, d'irresponsable, de nymphomane ! »[363]. Quant à Ambroise Tardieu, il explique que l'idée de l'excès sensuel des hystériques vient d'Hippocrate[364] et qu'elle serait à la fois regrettable et dangereuse pour les malades alors qu'« il [faudrait bien plutôt] aller chercher les causes de l'hystérie dans la non satisfaction[365] des besoins sexuels »[366].

---

[361]Jean-Martin Charcot, *L'Hystérie*, textes choisis et introduction par E. Trillat, Paris, l'Harmattan, 1998 (1979), p. 57.

[362]Gilles de La Tourette dans son *Traité clinique et thérapeutique de l'hystérie d'après l'enseignement de la Salpêtrière*, 3 vol., Plon, Paris, 1981, t. 1, p. 119.

[363]Hippolyte Berheim, *L'Hystérie..., op. cit.*, p. 251.

[364]Le terme « hystérie » vient du Grec *ustera,* qui signifie utérus. Cela atteste du lien fait depuis la médecine antique entre la matrice et les crises hystérique. Sur l'histoire de la médecine des femmes depuis l'Antiquité, voir l'ouvrage d'Yvonne Kniebilher et Catherine Marand Fouquet, *La Femme et les médecins. Analyse historique*, Paris, Hachette, 1983, 333 p.

[365]La notion de « satisfaction » pour les médecins est quantitative plus que qualitative, étant entendu que lorsqu'ils parlent de l'«'insatisfaction sexuelle » qui détermine l'hystérie, il n'est pas question d'absence de plaisir mais uniquement d'absence de coït. La preuve en est que le meilleur remède à l'hystérie des jeunes filles vierges consiste dans le mariage avec un homme, qu'il soit bon ou piètre amant. Charles Courbet écrit à ce sujet que le coït marital est « le seul moyen de traitement, et c'est comme un emplâtre propre à guérir tous les maux des filles », Charles J.-F. Courbet, *De la Menstruation.., op. cit.,* p. 25.

[366]Ambroise Tardieu, *Étude médico-légale..., op. cit.,* p. 13-14. Il semble que cette hypothèse ait particulièrement séduit les romanciers puisque les épouses bourgeoises délaissées par leurs époux qui

De plus, on constate que les médecins chargés de rédiger les certificats médicaux des prostituées supposées hystériques et admises à la Salpêtrière n'attribuent pas la maladie de ces femmes à la profession qu'elles exercent, et que les diagnostics d'hystérie et d'épilepsie hystériforme sont rares dans les certificats médicaux[367] des prostituées internées à la Salpêtrière entre 1860 et 1870 ; contrairement à ce qu'affirment les médecins aliénistes qui publient des traités. Les prostituées hystériques représentent environ 1% du nombre de diagnostics qui concernent la totalité de ce groupe de personnes admises à la Salpêtrière pendant cette décennie ; et sont quasi nuls pour les périodes précédentes et suivantes.

Cela n'empêche ni le docteur Legrand du Saulle d'affirmer qu'« il existe à Paris cinquante mille hystériques environ, dont dix mille ont des attaques » dans les années 1880[368], ni Pierre Briquet de réaliser en 1859 une enquête à l'hôpital-prison Saint-Lazare sur « les maladies appelées névroses » chez les prostituées syphilitiques et de soutenir que sur 197 personnes examinées, 106 présentent des signes d'hystérie[369]. D'ailleurs, les chiffres avancés par le docteur Legrand du Saulle semblent très exagérés si on les compare aux chiffres fournis par l'infirmerie spéciale de la Préfecture de police de Paris qui concernent tous les types de maladies mentales pour la période de 1872-1897[370]. Même si les statistiques de ladite infirmerie ne

---

deviennent hystériques sont nombreuses dans les romans de la seconde moitié du XIXème siècle. Cela démontre l'influence des ouvrages médicaux sur les romanciers, dont les frères Goncourt sont une bonne illustration lorsqu'ils rapportent dans leur *Journal* qu'une femme de leur connaissance possède « tous les symptômes de l'hystérie insatisfaite par un mari gastralgique, dans une femme véritable, à gros sens, au bassin large comme l'appétit », Edmont et Jules de Goncourt, *Journal*, Laffont, Bouquins, Paris, 1989, p. 155.

367Voir AP-HP, 6Q3-16 : Registre d'entrées des folles idiotes et crétines, Salpêtrière, 1860-1863 ; 1Q2/169 : Registre des entrées à la Salpêtrière, 1859-60 ; 6R5 : Registre d'observations médicales de la Salpêtrière, 1855-1861.

368Henri Legrand du Saulle, *Les Hystériques.., op. cit.*, p. 3.

369Rapporté par Octave Simonot dans son article « Psychologie physiologique de la prostituée », *Annales d'hygiène publique et de médecine légale*, t. 16, Paris, Baillière, 1911, p. 536.

370APP, DB/218, Préfecture de police, annexe 1. Infirmerie spéciale : Statistique des *entrées* de 1872 à 1897, 30 juin-6 juillet 1838, Loi sur

prennent en compte ni les femmes qui sont envoyées dans des cliniques privées sans passer par le dépôt, ni celles qui ne sont pas internées car elles sont soignées chez elles, le nombre de personnes envoyées chaque année dans les asiles parisiens oscille entre 2 248 et 3 193[371], hommes et femmes confondu·e·s ; ce qui représente près de 15 fois moins que les 50 000 hystériques dont parle H. Legrand du Saulle. En outre, les *Quelques considérations sur la folie à Paris, observée à l'infirmerie spéciale du dépôt de la Préfecture de police* d'Augustin Planès confirment que les propos de Legrand du Saulle sont exagérés puisqu'« on voit que cette névrose [l'hystérie] n'est pas d'une très grande importance dans l'histoire de l'aliénation chez la femme, puisqu'elle ne fournit qu'une proportion de 6 malades sur 100 »[372].

En plus des querelles qui concernent le nombre d'hystériques à Paris, la question de savoir si l'hystérie est une véritable maladie se pose dès le début du XXème siècle[373]. Hippolyte Berheim démontre par exemple que « l'école de la Salpêtrière » a produit et systématisé les crises et les manifestations de l'hystérie de façon artificielle, qu'en outre ces crises sont susceptibles d'être provoquées par une méthode suggestive telle que l'hypnose et qu'enfin, elles ne sont donc pas nécessairement le symptôme d'une maladie. Selon lui la « grande hystérie » telle que l'a théorisée J.-M. Charcot n'est « pas une maladie » mais

---

les aliénés, IX, Bud. DLXXXI, n°74431.

[371] *Idem.*

[372] Augustin Planès, *Quelques considérations sur la folie à Paris, observée à l'infirmerie spéciale du dépôt de la Préfecture de police (1872-1885)*, thèse pour le doctorat de médecine, Paris, Parent, 1886, p. 54.

[373] Une dénonciation des abus concernant le diagnostic d'hystérie est antérieure au début du XXème siècle, comme en atteste la chronique « Une femme », publiée par Guy de Maupassant le 16 août 1882 dans la revue *Gil Blas* : «Nous sommes tous des hystériques, depuis que le docteur Charcot, ce grand prêtre de l'hystérie, cet éleveur d'hystériques en chambre, entretient à grands frais dans son établissement modèle de la Salpêtrière un peuple de femmes nerveuses auxquelles il inocule la folie, et dont il fait, en peu de temps, des démoniaques », Guy de Maupassant, « Une femme », *Chroniques*, Paris, UGE, 1980, p. 111. À ce sujet, voir l'ouvrage de Nicole Edelman, *Les Métamorphoses de l'hystérique. Du début du XIXème siècle à la Grande Guerre*, Paris, La Découverte, 2003, 344 p.

« une hystérie de culture »[374] dont les innombrables symptômes, les stigmates, la constitution psychopathique spéciale, n'existent pas.[375]

---

[374]Hippolyte Berheim, *L'Hystérie..., op. cit.*, p. 2.
[375] *Id.*, p. 3.

MAUVAIS GENRE. DE LA MAUVAISE FÉMINITÉ AU NON-ÊTRE-FEMME

Chapitre deuxième

I- Prostituées par nature ? Du métier à l'identité de prostituée

Les théories héréditaires : folles et prostituées nées

* Vicieux atavismes

Les individu·es des classes laborieuses sont vu·es et décrit·es par les observateurs sociaux comme des êtres d'une nature différente et inférieure aux autres groupes sociaux, parfois même d'appartenance raciale différente. Cette différence explique la peur que ces personnes provoquent chez les observateurs sociaux et pourquoi elles sont suspectées de tous les crimes et de tous les vices de la ville.[376] Cette croyance permet de comprendre l'évidence selon laquelle la famille prolétaire est le seul endroit où les prostituées ont pu naître et grandir. Ce type de famille est en effet accusé de produire, à cause de son vice et de son immoralité inhérents, des créatures tarées et promptes à la criminalité dont la prostitution est la forme féminine privilégiée[377]. Puisque, comme l'écrit le docteur

---

[376] Ainsi le docteur Martineau écrit : « L'ennemi n'est pas à nos portes, il est dans nos murs. A tout instant il nous guette, il nous menace », dans *La Prostitution clandestine*, Paris, Delahaye, 1885, p. 202. André Gueslin écrit à ce propos que « la différence physique du pauvre alimente toutes les peurs liées à la différence, de la peur pour sa propre sécurité à la peur de la contagion. », *Gens pauvres. Pauvres gens dans la France du XIX*ème *siècle*, Paris, Aubier, 1998, p. 65.

[377] Les anthropologues Cesare Lombroso et Guglielmo Ferrero sont de fervents défenseurs de cette thèse dans leur ouvrage : *La Femme criminelle..., op. cit.* Voir aussi Raymond de Ryckère, *La Femme en prison..., op. cit.* et Émile Laurent, *Les Habitués des prisons de Paris..., op. cit.*

Octave Commenge, médecin en chef du dispensaire de salubrité de la ville de Paris dans les années 1890 : « c'est dans la famille qu'on puise les idées d'honnêteté et de moralité, de même qu'on y trouve hélas, les germes d'une vie de désordre ». L'auteur ajoute trois pages plus loin, faisant preuve d'une logique étonnante, qu'il n'est pas surprenant que les jeunes filles des classes pauvres deviennent prostituées car elles ont subi pendant toute leur enfance les assauts de leur père[378]. Ce serait pour éviter l'influence pernicieuse de la famille populaire que la loi de 1838 peut être perçue, « étant donné l'époque où elle se situe, comme rupture et comme dépossession des droits de la famille à l'égard du fou », explique Michel Foucault[379].

Dans son cours sur les *Anormaux*[380], prononcé au Collège de France pendant l'année 1974-1975, l'historien-philosophe postule que les théories héréditaires sont à la base de ce qu'il appelle « l'édifice théorique de la psychiatrie de la fin du XIXème siècle » et qu'elles ont pour effet de marquer le corps des individus de façon définitive. L'hérédité fonctionne comme un

---

[378] Docteur Octave Commenge, *Hygiène sociale..., op. cit.,* p. 29.

[379] Michel Foucault, *Le Pouvoir psychiatrique..., op. cit.,* p. 96. Sur ce thème, voir la dernière partie.

[380]Michel Foucault développe le concept de l'anormalité pour analyser toutes les individualités qui font l'objet d'une pathologisation, d'une formation éducative et d'une médicalisation aux XIXème et XXème siècles. À cette fin, l'anormalité d'une personne réside à la fois dans l'irrespect dont elle fait preuve à l'égard des conventions sociales (un comportement qui transgresse la norme) et dans son état physique et/ou mental pathologique (au sens où la norme est la bonne santé et l'anormalité est le pathologique). Le concept d'anormalité est utilisé dans le cadre de la réflexion théorique sur les déviances sociales, les corps dits monstrueux ou malformés, les pratiques sexuelles non reproductives et les états mentaux déraisonnables ; il a pour effet de participer à la mise en place d'un système d'enfermement, de discipline, d'éducation et de soins des personnes anormales et de contribuer à la stigmatisation de ces individualités en raison de son caractère infâmant. Michel Foucault, *Les Anormaux.., op. cit.*Voir également Howard S. Becker, *Outsiders. Études de sociologie de la déviance,* Paris, Métailié, 1985 (1963), 247 p. ; Georges Canguilhem, *Le Normal et le pathologique*, Paris, PUF, 2007 (1966), 224 p. ; Pierre Livet, *Les Normes*, Paris, Armand Colin, 2006, 168 p. ; Rob Shields, *Places on the Margin. Alternative Geographies of Modernity*, Londres et New York, Routledge, 1991 (1961), 334 p.

« arrière-corps »[381] pour justifier et expliquer l'existence d'une maladie du même type ou d'un type différent[382] chez les descendant·e·s, en vertu du principe de dégénérescence qui est formulé par l'aliéniste Bénédict-Auguste Morel en 1857. L'auteur écrit dans *De la formation du type dans les variétés dégénérées,* publié en 1865, que le ou la dégénéré·e est une :

« Individualité morbide dans laquelle se sont accumulés et résumés les éléments qui ont altéré la constitution des ascendants, troublé l'évolution de leurs facultés, dénaturé leurs tendances et vicié leurs instincts »[383].

Ce principe est utilisé par les médecins, les aliénistes et les anthropologues pour expliquer la présence d'une tare morale, dont Auguste Voisin qui écrit dans l'article « Hérédité » du *Dictionnaire de médecine et de chirurgie pratique* que « la propension aux vices, au vol, au crime est des plus héréditaires et constitue alors comme une peine indéfinie des actes des ascendants »[384].

L'hérédité constitue toujours une donnée servant à expliquer la présence de vices de constitution chez les enfants à la fin de notre période d'étude, comme l'atteste l'article « Alcool et folie » publié dans les *Annales d'hygiène publique* en 1913. Selon l'auteur anonyme de celui-ci, sur les 1000 enfants nés de parents alcooliques, un tiers environ meurent avant d'avoir eu 2 ans, et parmi les survivant·e·s on compte de nombreux enfants

---

[381] « C'est le corps des parents, c'est le corps des ancêtres, c'est le corps de la famille, c'est le corps de l'hérédité » Michel Foucault dans *Les Anormaux.., op. cit.,* p. 296.

[382] L'anthropologue Émile Laurent affirme à ce sujet qu'« on ne saurait croire combien de criminels sont fils d'hystériques », *Les Habitués des prisons de Paris. Étude d'anthropologie et de psychologie criminelles*, Paris, Masson, 1890, p. 18. « Malheureusement les ivrognes ne sont pas stériles, et les enfants portent longtemps le poids de leur tare originelle » ajoute l'auteur anonyme de « alcool et folie », *Annales d'hygiène publique et de médecine légale*, 4e série, n°19, Paris, Bailière, 1913, p382-384.

[383] Bénédict-Auguste Morel, *Traité des dégénérescences physiques, intellectuelles et morales de l'espèce humaine*, Paris, Baillière, 1857.

[384] Cité par Émile Laurent, *Les Habitués .., op. cit.,* p. 11. À ce sujet, voir l'ouvrage de Jean-Christophe Coffin *La Transmission de la folie, 1850-1914*, Paris, L'Harmattan, 2003, 354 p.

idiot·e·s, épileptiques et dégénéré·e·s et notamment dénué·e·s de sens normal, instinctivement pervers·es, impulsif·ve·s et anormaux·les en raison de leur hérédité malfaisante[385].

En raison de ces croyances, l'explication du métier de prostitué·e par l'hérédité semble logique à Octave Simonot qui écrit que « dégénérée est le qualificatif biologique de la prostituée »[386] ; ou encore à Émile Laurent qui affirme que « l'alcoolisme des ascendants semble avoir une action prépondérante dans l'étiologie de cette anomalie morale »[387]. C'est cependant l'anthropologue Pauline Tarnowski qui réalise en 1889 le travail qui illustre le mieux ces conceptions, à partir d'une *Étude anthropométrique des prostituées et des voleuses*[388] en Russie. Les recherches qu'elle mène lui confirment que « les prostituées habituelles sont des êtres entachés d'une hérédité morbide plus ou moins lourde » et qu'elles présentent des :

« Signes de dégénérescence physique et psychique incontestables, grâce auxquels le plus grand nombre d'entre elles ne sauraient être classées parmi les individus sains et normaux »[389].

Leur anomalie psychique se signalerait par une « débilité de l'intelligence », une « constitution névropathique » et une « absence du sens moral »[390].

* Les stigmates du vice

La dégénérescence chez les prostituées se manifesterait par

---

[385] « Alcool et folie.. », *op. cit.*, p. 383.

[386]Octave Simonot « Psychologie physiologique de la prostituée », *Annales d'hygiène publique et de médecine légale*, t. 16, Paris, Baillière, 1911, p. 531.

[387]Émile Laurent, « Pathologie. Prostitution et dégénérescence », *Annales médico-psychologiques,* n°10, 1899, p. 356.

[388]Pauline Tarnowski, *Étude anthropométrique sur les prostituées et les voleuses*, Paris, Progrès médical, 1889, V-226 p. C'est peut-être le souci de reconnaissance et la misogynie du monde médical qui l'ont poussée à adopter, parfois jusqu'à l'absurdité, les théories de ses homologues masculins, dans l'espoir de voir son travail lu et approuvé par la communauté scientifique.

[389]*Id.*, p. 96-97.

[390]*Ibid.*

l'absence de moralité et la présence de vices expliquant leur profession. Cela serait typique des dégénéré·e·s selon le docteur Laurent puisque ces :

« Malheureux [...] naissent avec le vice dans le sang. [Ils] sont des daltoniques (sic) de la conscience, des êtres frappés de cécité morale et dont la rétine psychique ne répond pas aux impressions lumineuses du juste et du bien »[391].

Cela se manifesterait selon lui par des anomalies et des défauts physiques qui seraient « les signes de [leur] dégénérescence physique et morale [et se traduiraient par] une déviation véritable du type de l'homme normal »[392]. L'auteur affirme que l'être tout entier des dégénéré·e·s est atteint par ces « stigmates [qui] dévoilent du premier coup [leur] état d'infériorité »[393] et donne pour exemple de ces malformations : les arrêts de développement, les hypertrophies, les atrophies, ou encore la disparition de certains organes[394]. Il ajoute à cette liste « l'implantation vicieuse des dents »[395] qui fait également figure de stigmate de dégénérescence chez Pauline Tarnowski[396]. La scientifique russe précise que sur les 150 prostituées qu'elle a rencontrées dans le cadre de ses recherches, 10 % n'auraient qu'une anomalie physique ; 22,66 % en auraient 2 ; 0,66 % présenteraient 6 anomalies et une seule n'en aurait aucune. Elle ajoute que les prostituées seraient 40 % plus susceptibles d'avoir

---

[391]Émile Laurent, *Les Habitués .., op. cit.*, p. 62. C'est pour cela que les prostituées seraient « délirantes, alcooliques et hystériques, impulsives, persécutées, nymphomanes, toutes les variétés du clavier psychique déséquilibré pullulent dans la maison publique pour laquelle les milieux prolétariens des villes ont déjà préparé tant d'héréditaires dégénérés ! », Louis Fiaux, *Les Maisons de tolérance..., op. cit.*, p. 296.
[392]*Id.*, p. VII.
[393]*Id.*, p. 115-116. Ces stigmates sont à la fois marqueurs physiques et production discursive.
[394]*Ibid.*
[395]*Id.*, p. 193.
[396]Elle affirme même « l'extrême fréquence de ce symptôme chez les prostituées, contrairement aux paysannes honnêtes qui [possèdent] des dentures magnifiques », Pauline Tarnowski, *Étude anthropométrique.., op. cit.*, p. 40.

des anomalies physiques que les femmes paysannes, ce qui la pousse à conclure qu'« une différence aussi frappante entre les prostituées et les femmes honnêtes ne saurait être l'effet du hasard »[397] et qu'une abondance aussi notable de stigmates de dégénérescence chez les prostituées :

« Trouve sa raison d'être, du moins en grande partie, dans l'anamnèse de leurs ascendants, qui présentent beaucoup de données prédisposant à la tare héréditaire, ainsi qu'à des arrêts de développement »[398].

Quant aux signes de dégénérescence des filles publiques cités par le docteur Simonot, on est en mesure de se demander quelle crédibilité il y apporte tant ils paraissent anodins. Ainsi explique-t-il que la femme vénale bâille souvent et soupire beaucoup pour pallier à son « oxygénation défectueuse » et qu'elle ne peut rester immobile car « cette dépense de mouvements corporels [lui est] utile et nécessaire » et agit « sur le cerveau, comme impression sensorielle, augmentant ainsi l'activité cérébrale, qui, chez elle, [est] très faible ».[399]

La consultation des registres d'observations médicales de la Salpêtrière nous apprend que les théories héréditaires ont une

---

[397]Ce type de croyances est toujours d'actualité chez quelques scientifiques au XXème siècle puisque Havelock Hellis affirme encore en 1935 que « il semble donc [...] que les prostituées ne soient pas caractéristiques de la classe de la population dont elles sont originaires » et qu'en raison d'un processus de sélection des individus, ces femmes dévieraient légèrement de la moyenne normale aussi bien physiquement que moralement. Havelock Hellis, *La Prostitution...*, op. cit., p. 86.

[398]*Ibid.* Un des signes de dégénérescence les plus notables réside selon Pauline Tarnowski dans l'existence d'un diamètre crânien plus faible chez les prostituées que chez les femmes dites « honnêtes ». Cet « amoindrissement de la boîte crânienne [serait] en relation directe avec un amoindrissement de son contenu, ce qui permet de supposer une différence relative dans la quantité du cerveau, ou du moins une certaine différence dans la répartition du tissu nerveux des lobes cérébraux, - différence [qui serait] tout au détriment du développement intellectuel et surtout moral des prostituées », *Id.*, p. 25.

[399]Octave Simonot, *Annales d'hygiène publique et de médecine légale*, t. 16, Paris, Baillière, 1911, p. 502.

pertinence pour les médecins chargés d'observer les patientes de cet asile à partir des années 1890, puisque certaines fiches précisent que la malade « présente des stigmates de dégénérescence » tels que l'asymétrie faciale, la dépression de la voûte palatine, les malformations dentaires ou encore un écoulement sanieux et purulent de l'oreille[400]. Si ce type de commentaires est fréquent dans les observations médicales de cette époque pour les jeunes filles dont nous avons parlé au chapitre précédent, il est cependant impossible de savoir s'ils sont appliqués aux femmes vénales puisque ces catégories sociales ne se trouvent plus dans les registres à partir de la fin des années 1880, comme nous avons déjà eu l'occasion de le remarquer.

Conclusion

* La prostitution : activité rémunérée ou identité ?

Les croyances médicales sur les prostituées ont des répercussions importantes puisqu'elles justifient et informent la pratique des médecins, des psychiatres et, au-delà du domaine scientifique, celle de la Préfecture de police. De plus, ces croyances se diffusent dans la culture populaire en nourrissant les stéréotypes sur les prostituées et les aliénées qui déterminent la stigmatisation de ces personnes. En outre, elles perdurent encore au XXème siècle, comme l'atteste l'affirmation du franc-maçon Vittorio Levi en 1912 : « la fille de l'ouvrier est vouée au fléau par sa débilité physique, sa faiblesse mentale ; car elle naît tarée »[401]. Quant au sexologue Havelock Hellis, il questionne

[400]Carraud Euphrémie Pascaline Blanche, entrée le 21 septembre 1899 à la Salpêtrière, AP-HP, 6R/43 : Registre d'observations médicales de la Salpêtrière, 1899-1922.

[401]Vittorio Levi, *La Prostitution...*, *op. cit.*, p. 43. D'ailleurs Yves Guyot affirmait déjà en 1882 que l'opinion publique croit que « ces femmes appartiennent à une catégorie à part ; qu'elles sont nées ainsi ; qu'elles forment une caste spéciale, instituée par les Décrets de la Providence, pour la satisfaction des besoins des hommes au tempérament ardent et pour la sauvegarde des familles », *La Prostitution. Étude de physiologie sociale,* Paris, Charepentier, 1883 (1882), p. 3.

encore en 1935 la pertinence de la prise en compte du rôle de l'hérédité dans la genèse de la prostitution et de la criminalité. Il conclut que le facteur héréditaire « a une action profonde » sur le choix des femmes à vendre des services sexuels et il cite comme preuve de ce qu'il avance les propos d'un commissaire de police anglais[402]. Pour sa part, le docteur Bizard, il écrit en 1934 que « la prostitution se trouve scientifiquement expliquée » et « que les candidates à la prostitution doivent présenter des particularités anatomiques qui les vouent presque fatalement à devenir des "filles" »[403].

Quoi qu'il en soit, les écrits des scientifiques permettent de postuler que la prostitution est perçue et décrite par les médecins davantage comme une qualité essentielle des femmes qui vendent des services sexuels que comme une activité rémunérée, en ce qu'elle détermine l'aspect physique et mental, les habitudes, les goûts et l'individualité de ces personnes. Yves Guyot va jusqu'à affirmer que « le résultat de l'inscription amène les gens à considérer les prostituées comme des sortes d'êtres à part, ayant un autre organisme, d'autres nerfs, d'autres cerveaux que les nôtres »[404]. Mais la Prostituée type varie selon les auteurs et selon ce qu'ils cherchent à démontrer. Ainsi est-elle tour à tour blonde, rousse ou brune, a-t-elle la peau claire ou foncée, les lèvres pulpeuses ou sèches, selon que les médecins cherchent à prouver l'ardeur sexuelle ou la frigidité des femmes publiques. Sylvie Collot, qui a étudié l'érotisation des corps féminins chez Zola[405], explique que certaines parties du corps des héroïnes de ce romancier sont décrites de telle

---

[402]Havelock Hellis, *La Prostitution...*, *op. cit.*, p. 80-81. Les propos du commissaire sont les suivants : la prostituée a la « fibre morale physiquement détériorée et [est] moralement décadente ». On peut se poser la question de savoir quelle légitimité et quel intérêt H. Hellis donne aux propos d'un policier qui n'est pas un scientifique.

[403]Léon Bizard, *La Vie des filles...*, *op. cit.*, p. 85. L'auteur n'est cependant pas tout à fait convaincu par ce type d'explication, en raison des renseignements scientifiques qu'il estime « peu fiables » et, bien qu'il ne nie pas l'existence de nombreuses tares héréditaires rencontrées dans la classe de femmes publiques, il conclut « qu'à de rares exceptions près, on ne naît pas prostituée, on le devient », *Ibid.*

[404]Yves Guyot, *La Prostitution..*, *op. cit.*, p. 217-218.

[405]Sylvie Collot, *Les Lieux du désir. Topologie amoureuse de Zola*, Paris, Hachette, 1992, 191 p.

façon qu'elles évoquent le désir sexuel et la passion. Ces descriptions stéréotypées sont très proches de celles que donnent les médecins sur les femmes publiques et témoignant de leur appartenance à une culture commune propre à l'époque étudiée[406].

Si la prostitution est une identité, alors les femmes qui l'exercent ne sont jamais autre chose que prostituées, ce qui les rend susceptibles d'être arrêtées par les agents de police qu'elles soient ou non en train de travailler. Yves Guyot rappelle que selon le règlement une fille en carte s'expose toujours à une arrestation :

« À 9 heures du matin, qu'elle sorte pour faire son marché, elle commet deux infractions : elle se trouve sur la voie publique en dehors de l'heure réglementaire et ailleurs qu'à la station qui lui est assignée »[407].

De plus, l'identité de prostituée aurait la capacité de se transmettre aux personnes qui entourent celle qui en est porteuse selon ce qu'explique le docteur Reuss : « une femme qui fait sa compagnie de filles publiques est une femme perdue, une prostituée clandestine »[408]. Il va de soi que les personnes contaminées par cette identité doivent respecter le règlement de police et subir les mêmes mesures de surveillance que les femmes soumises, puisqu'on a « le droit et le devoir [de les] examiner » affirme Louis Reuss[409]. D'ailleurs le règlement de

---

[406]D'ailleurs ces descriptions s'apparentent à celles que donne le docteur Legrand du Saulle au sujet des hystériques : « ces femmes ont le teint brun très coloré, des yeux vifs et noirs, la bouche grande, les dents blanches, les lèvres d'un rouge incarnat, les cheveux abondants, le système pileux bien fourni et de couleur de jais, les organes sexuels très prédominants et beaucoup de liquide spermatique », *Les Hystériques..., op. cit.*, p. 43.

[407]Cité par R. Decante, *La Lutte .., op. cit.*, p. 155.

[408]Louis Reuss, *La Prostitution au point de vue..., op. cit.*, p. 298. A.J.-B. Parent-Duchâtelet affirmait déjà la même thèse en 1836 : « on pensa avec raison qu'une femme qui faisait sa compagnie de filles publiques et qui s'associait à elles ne méritait pas de ménagements ; qu'elle n'était, suivant toutes les apparences, qu'une prostituée non encore inscrite », *De la Prostitution..., op. cit.*, p. 108.

[409]*Ibid.*

police de la ville de Bordeaux postule que « pourra être conduite au Dépôt de sûreté, pour y être soumise à l'inspection des médecins de service, toute fille qui sera surprise, même pour la « première fois », en compagnie de filles publiques »[410].

II- Les filles publiques : transfuges à la classe des femmes

Mutantes et stériles, les mauvais sujets du régime hétérosexuel

* Femmes viriles ou non-femmes ?

Une des spécificités de la médecine du XIXème siècle réside dans sa redéfinition et sa réification[411] permanente de la « bi-catégorisation »[412] des êtres humains en groupes mutuellement excluants par essence d'hommes et de femmes. Les prostituées

---

[410] Article 5 du règlement de la ville de Bordeaux, cité par R.-D.-L. Bosredon, *Péril vénérien .., op. cit.,* p. 66. Il ajoute : « on doit la fuir. C'est une paria. Celles qui la fréquentent s'exposent à être arrêtées brutalement au poste et passées au spéculum. Sa mère, sa sœur, qui peuvent ignorer sa situation, sa vie, ne doivent plus sortir en sa compagnie », p. 67.

[411] Réification est utilisé ici sens que lui confère Judith Butler pour caractériser les actes perfomatifs qui donnent réalité à des mots. L'auteure donne l'exemple de phrases perfomatives telles que : « on ne pleure pas quand on est un homme », « vous êtes maintenant mari et femme ». Judith Butler, *Trouble dans le genre,* Paris, La Découverte, 2005 (1990).

[412] Elsa Dorlin parle de « bi-catégorisation sexuée » au sujet de la répartition binaire des individus, laquelle « doit être comprise comme un obstacle épistémologique dont la science ou, plus précisément, les théories sur la sexuation se sont progressivement affranchies » pour ce qu'elle ne permettrait pas de rendre compte de la variété des « conformations sexuées » existant dans le genre humain. « Scientifiquement parlant, il y a des sexes, et non pas deux « sexes » mâle ou femelle [...] Au fond, ce que les recherches scientifiques sur les processus de sexuation des corps humains montrent aujourd'hui c'est bien que, contrairement à l'opinion commune, il y a plusieurs sexes » conclut-elle. « Pour une épistémologie historique du sexe », *Araben, Les Réceptions de la science*, n°3, 2006,p. 12-14.

ont ceci d'intéressant qu'elles ne correspondent exactement à aucun de ces groupes, comme beaucoup de médecins le reconnaissent aisément. Bien qu'elles soient généralement appelées « femmes » et « filles » dans les textes, certains auteurs n'hésitent pas à affirmer qu'elles présentent des caractéristiques masculines, voire qu'elles ne sont pas vraiment des femmes. Ainsi Julien-Joseph Virey écrit-il dans son article « Filles » du *Dictionnaire des sciences médicales* que les courtisanes se présentent avec « ce maintien et ces qualités demi-viriles, comme si elles étaient déjà transformées à moitié en l'autre sexe à force de cohabiter avec les hommes » et qu'il en est même plusieurs « auxquelles pousse un peu de barbe au menton, surtout en avançant en âge »[413]. Le docteur Alibert affirme également que « ces femmes [...] ne sont presque plus femmes »[414] et que leur vie de débauche s'explique précisément par ce « caractère de la masculinité »[415] qui est propice aux agissements vicieux. La masculinité des femmes qui « appartiennent à des races inférieures » est également attestée par les anthropologues Cesare Lombroso et Guglielmo Ferrerro[416].

L'exercice de la prostitution participe de ce que les médecins désignent comme la virilisation des comportements des filles publiques, phénomène dont on trouve les fondements dans la liberté sexuelle dont elles jouissent, leur fréquentation de l'espace public nocturne, leur autonomie financière et l'affranchissement dont elles font preuve à l'égard de l'injonction au mariage. Mais c'est surtout l'infertilité[417] des prostituées et « l'amour maternel, sentiment inhérent à toute

---

[413]Julien-Joseph Virey, « Filles », dir. Nicolas-Philibert Adelon et Jean-Louis Alibert et Jean-Baptiste-Grégoire Barbier *et al.*, *Dictionnaire des sciences médicales*, Paris, Panckoucke, 1815, t. 15, p. 506. Elsa Dorlin a consacré un article à la figure de cette « mutante » du genre intitulé « Les Putes sont des hommes comme les autres.., », *op. cit.*

[414]Alibert, *Tribadisme.., op. cit.*, p. 41.

[415] *Id.*, p. 47.

[416]Cesare Lombroso et Guglielmo Ferrero dans *La Femme criminelle.., op. cit.*

[417]À ce sujet, voir l'ouvrage de Louis Fiaux, *Sur la Prétendue stérilité des femmes ayant exercé la prostitution*, Paris, Georges Carré, 1892, 10 p.

femme, [qui] fait défaut chez elles la plupart du temps »[418], qui suscitent le plus de commentaires de la part des auteurs. Bien que les médecins évoquent l'usage des abortifs et des moyens de contraception par les prostituées, certains préfèrent expliquer l'infertilité de celles-ci par des raisons physiologiques et professionnelles[419]. Hippolyte Mireur affirme par exemple qu'« il est de notoriété publique que les grossesses des filles qui font métier de la débauche sont exceptionnellement rares », ce qui constitue à ses yeux une « anomalie dans les lois naturelles ordinaires »[420]. Quant à Paul Moebius, il explique que les femmes qui ont des activités masculines sont impropres à la procréation : « si nous voulons avoir des femmes qui remplissent leur tâche de mère, il ne faut pas leur demander d'avoir un cerveau d'homme » sans quoi les « organes de la maternité s'atrophieraient et nous aurions de détestables créatures hybrides et inutiles sur les bras »[421].

Charles Courbet démontre que « la cause de la stérilité ordinaire des prostituées » réside dans le fait que l'utérus prend l'habitude d'expulser certaines poches membraneuses qu'il contient sous l'influence de « l'excitation d'un coït fréquent »[422]. Le docteur Reuss estime quant à lui que les prostituées sont généralement peu fécondes à cause de leur alcoolisme, des excès de coït et de leurs habitudes abortives[423], tandis

---

[418]Pauline Tarnowski, *Étude anthropométrique.., op. cit,* p. 87.

[419]Certaines conceptions médicalo-religieuses, pourtant obsolètes à notre période, amenaient des spécialistes à expliquer l'infertilité des prostituées et des femmes violées par la croyance selon laquelle une femme ne peut pas être fécondée en dehors d'une union bénie par l'Église et sans un amour et un désir réciproques. Partant, si un enfant résultait d'un viol certains n'hésitaient pas à affirmer le consentement de la victime. À ce sujet, voir l'ouvrage de Georges Vigarello, *Histoire du viol. XVI*^{ème}*-XX*^{ème} *siècle*, Paris, Seuil, 1998, 364 p et celui d'Alain Corbin, *L'Harmonie des plaisirs. Les manières de jouir du siècle des Lumières à l'avènement de la sexologie*, Paris, Perrin, 542 p.

[420] Hippolyte Mireur, *La Prostitution.., op. cit.*, p. 177 et 180.

[421]Paul Moebius, *De la Débilité physiologique de la femme,* 1898, cité par Bram Dijkstra dans *Les Idoles de la perversité. Figures de la femme fatale dans la culture fin de siècle*, Paris, Seuil, 1992 (1986), p. 190.

[422]Charles J.-F. Courbet, *De la Menstruation.., op. cit.*, p. 11.

[423]Docteur Louis Reuss, *La Prostitution au point de vue..., op. cit.*, p. 221.

qu'Hippolyte Mireur attribue leur infécondité à un changement chimique du mucus vaginal, « à la suite des irritations sans cesse répétées »[424]. En 1889, Pauline Tarnowski évoque encore « la stérilité bien connue des prostituées »[425], dont les médecins n'auraient pas encore trouvé la cause, et assure que ce serait « l'insuffisance de la force procréatrice qui fait défaut chez les êtres dégénérés » qui déterminerait leur stérilité[426]. Le docteur Julien François Jeannel affirme enfin que la stérilité des filles publiques est davantage une conséquence de la débauche que des « manœuvres criminelles » (abortives), qui seraient rares chez cette catégorie de femmes[427]. Selon Louis Fiaux, le professeur Lasègue a infirmé la théorie de la stérilité des femmes publiques dans un mémoire publié en 1869 et intitulé *De la Fécondité dans ses rapports avec la prostitution.* Nonobstant cette démonstration, la croyance dans les effets pernicieux du commerce sexuel sur la procréation se perpétue jusqu'à la fin du XIXème siècle, et demeure fréquemment sujette à des explications farfelues.

* Sortir de la classe des femmes ?

Les théories contemporaines sur le genre permettent de poser la question de l'être-femme des prostituées. Monique Wittig développe dans *La Pensée straight* la théorie selon laquelle « l'hétérosexualité est le régime politique sous lequel nous vivons »,[428] qui est fondé sur la répartition des êtres humains en classes de sexe (homme/femme) et « l'esclavagisation des femmes ». Cet esclavage se caractérise par une contrainte à la sexualité conjugale ; l'appropriation du travail productif et reproductif des femmes par la classe des hommes ; et l'injonction à la procréation à laquelle elles sont soumises. Partant, l'auteure illustre cette thèse avec l'exemple de la lesbienne et postule que sa rupture avec le régime

[424]Hippolyte Mireur, *La Prostitution.., op. cit.*, p. 182.
[425] Pauline Tarnowski, *Étude anthropométrique.., op. cit.*, p. 45.
[426] *Id.*, p.60
[427] Julien François Jeannel, *De la Prostitution publique*, Paris, Baillière, 1874 (1863), p. 274.
[428]Monique Wittig, *La Pensée straight,* Paris, Éditions Amsterdam, 2007 (2001), p. 13.

hétérosexuel la constitue en « transfuge » et a pour effet de l'exclure de cette classe de sexe des femmes[429]. Ce schème est aisément transposable sur la figure de la prostituée, en croisant les analyses wittiguiennes avec celles de Paola Tabet sur les « échanges économico-sexuels »[430], dont la prostitution serait la forme la moins aliénante pour les femmes.

À la suite de ces analyses on peut avancer la thèse selon laquelle le commerce sexuel pourrait offrir aux prostituées un moyen de sortir de la classe des femmes, en ce qu'elles ne sacrifient pas aux impératifs qui sont ceux des membres de la classe des femmes, et partant, de s'affranchir de l'ordre moral qui maintient cette classe dans un état d'asservissement. On trouve une illustration d'une étonnante pertinence, appliquée à ce cadre théorique, chez Havelock Hellis lorsqu'il écrit en 1935 que « la prostituée ne signe aucun papier par lequel elle cède la propriété de son corps, comme la fiancée est obligée de le faire ; la prostituée conserve toute sa liberté et tous ses droits, bien que parfois ceux-ci soient restreints »[431]. D'ailleurs de nombreux

---

[429]Monique Wittig se serait exclamée lors d'une conférence donnée en 1978 : « la-femme n'a de sens que dans le système de pensée et les systèmes économiques hétérosexuels. Les lesbiennes ne sont pas des femmes », *Id.*, p. 61.

[430]Paola Tabet développe le concept d'échanges économico-sexuels, qui prend en compte toutes les formes de relation hétérosexuelle, pour expliquer que « dans un contexte général de domination des hommes sur les femmes, les rapports entre les sexes ne constituent pas un échange réciproque de sexualité » (p. 83), mais qu'ils constituent plutôt un don d'argent (appartenant aux hommes) contre un service sexuel (fourni par les femmes). En effet, la réciprocité est rendue impossible en raison du déséquilibre économique et social qui existe entre les deux classes de sexe. P. Tabet établit une comparaison entre les deux formes d'échange économico-sexuel que sont la prostitution et le mariage, afin d'expliquer que la première représente la forme la moins contraignante pour les femmes, en ce qu'elle leur laisse la jouissance des gains de leur travail et de la garde de leurs enfants ; et qu'elle les affranchi de la tutelle maritale et du travail domestique. *La Grande arnaque. Sexualité des femmes et échanges économico-sexuels*, Paris, l'Harmattan, 2004, 207 p.

[431]Havelock Hellis, *La Prostitution, ses causes, ses remèdes*, t. 5 des *Études de psychologie sexuelle*, Paris, Mercure de France, 1965 (1935), p. 198.

médecins, tel Léon Bizard[432], insistent précisément sur le goût des femmes publiques pour la liberté et sur leur « caractère indépendant » qui n'apprécie pas la rigueur des règlements. Certains médecins se voient même dans l'obligation « d'avouer » comme certaines de ces femmes se montrent insolemment « satisfaites de leur sort » !

Le retour à l'ordre et le délire de grandeur

* Police des mœurs ou police du genre ?

On peut émettre l'hypothèse selon laquelle la relative autonomie dont jouissent des femmes célibataires, indépendantes financièrement et libérées des convenances morales, suscite de la peur et justifie des représailles de la part des hommes en tant que classe sociale. Tout d'abord, la liberté des prostituées peut se voir limitée par les mécanismes de l'opprobre public et la position de minorisation du groupe social des femmes auquel appartiennent ces personnes[433]. En effet, tel qu'analysé et décrit par la théoricienne américaine Gail Pheterson, le « stigmate de putain » ou *whore stigma* agit « comme un fouet qui maintient l'humanité femelle dans un état de pure subordination »[434] et qui sanctionne tout comportement féminin refusant la domination masculine. Elsa Dorlin explique à ce propos que ce stigmate constitue :

« Une police du genre destinée aux femmes : c'est-à-dire des instruments de contrôle sexiste exercé à l'encontre de l'ensemble des femmes, et pas seulement des seules prostituées. [Cette police du genre] constitue aussi un outil politique

[432]Léon Bizard, *La Vie des filles..., op. cit.*, p. 14.

[433]L'auteur de l'introduction aux ouvrages d'Ambroise Tardieu et François Carlier écrit : « tout le hors-la-loi du sexe est un subversif en puissance, une force politique explosive, une menace pour le pouvoir ». Ceci expliquerait la répression très vive dont les sexualités minoritaires font l'objet. Ambroise Tardieu, *La Pédérastie*, (1857) ; François Carlier, *La Prositution antiphysique,* (1887), Paris, Le Sycomore, 1981, p. IV.

[434]Gail Pheterson, *Le Prisme de la prostitution*, Paris, L'Harmattan, 2001 (1996), p. 129.

privilégié, qui fait peser sur les femmes la menace de l'illégalité autrement dit, l'aspect délictueux de la prostitution vient doubler son aspect infamant »[435].

Mais les agents des mœurs peuvent se constituer eux-mêmes en police du genre, comme le permet de penser un document concernant le service actif du dispensaire de police qui relate le cas d'une affaire d'arrestation d'insoumise et de bavure policière. Le 19 janvier 1874 la nommée Durand Valérie âgée de 33 ans est arrêtée par une brigade menée par l'inspecteur Hipper : il est 5h30 du soir et les agents prétendent voir cette personne stationner près d'un jardin du boulevard Richard Lenoir, s'adresser à plusieurs individus et reboutonner sa bottine. L'inspecteur Hipper s'adresse à la femme Durant et exige qu'elle lui remette son porte-monnaie. En voyant qu'il ne contient que 30 centimes il lui rétorque, en sous-entendant qu'elle est ici pour racoler des hommes, que s'il l'avait « arrêtée plus tard, il contiendrait plus ». Le document du service du dispensaire de salubrité, daté du jour de l'arrestation et faisant acte de « mise au violon », précise qu'elle a été arrêtée pour « fait de débauche »[436] et qu'elle rattachait sa jarretière lorsqu'on a procédé à son arrestation, alors que nous avons vu plus haut qu'il était au départ question d'une bottine. Valérie Durand comparaît le lendemain et l'inspecteur Hipper déclare que « ce n'est qu'après avoir observé l'attitude de cette femme et avoir reconnu qu'elle regardait les hommes d'une manière provocante qu'il se décida à l'aborder »[437]. La jeune femme est envoyée au dépôt et inspectée par les médecins du dispensaire. En outre, une enquête est menée sur elle et sa famille et révèle que Valérie Durand est professeure de piano, qu'elle vit chez ses parents dans une bonne famille qui finit par porter plainte contre l'inspecteur Hipper. L'administration clôt ce qui aurait pu faire l'objet d'un scandale en présentant ses « regrets pour l'incident » à Valérie Durand, mais refuse toutefois d'accéder à sa requête

---

[435]Elsa Dorlin, « Les Putes sont des hommes comme les autres », *Raisons politiques,* n°11, 2003- 3, p. 3.

[436]APP, DA/231 : documents concernant le service actif du dispensaire de police, fonctionnement, personnel, dénonciations et abus, commande de matériel. Une affaire d'arrestation d'insoumises et de bavure policière.

[437]*APP, DA/231 : Rapport* du 23 janvier 1874.

quant à la destruction du dossier la concernant[438].

Cette anecdote illustre bien la façon dont les femmes affranchies des contraintes du mariage et de la morale sont punies et disqualifiées par le biais des pratiques policières. Pour leur part, les médecins décrivent dans leurs ouvrages ce qu'ils considèrent comme la destinée naturelle de celles qui ne respectent pas l'ordre social.

* Le juste retour de l'ordre naturel

Les auteurs des ouvrages sur la prostitution font presque tous état d'une fin de vie tragique pour les femmes publiques, dans le but à la fois de les stigmatiser et de présenter cette fin miséreuse comme la juste conséquence d'une vie dissolue et irrespectueuse des lois naturelles[439]. Le docteur Jeannel par exemple, rappelle comme ce métier est insalubre et comme « les influences morales fâcheuses du déclassement social qui l'accompagnent prédisposent aux suicides et aux maladies mentales »[440]. Hippolyte Mireur affirme également que « le genre de vie de ces malheureuses est préjudiciable à leur santé [et qu'il exerce] une action funeste sur ces pauvres créatures » qui finissent

---

438 APP, DA/ 231..., *op. cit.* Non daté.

439 Jacques Solé considère que les médecins perçoivent «la détérioration physique de la prostituée comme l'aboutissement d'une carrière professionnelle dont le suicide constitue la fin logique et probable», *L'Âge d'or de la prostitution. De 1870 à nos jours*, Paris, Plon, 1993, p. 31.

440 Julien François Jeannel, *De la Prostitution.., op. cit.,* p. 264-265. Ce thème fait également partie des *topoï* littéraires, comme en atteste la triste fin de la Dame aux camélias abandonnée par tous ses admirateurs alors qu'elle meurt de la tuberculose, dans Alexandre Dumas fils, *La Dame aux camélias*, Paris, Le Livre de Poche, 1975 (1848), 386 p. L'anéantissement de Nana des suites de la syphilis constitue également une bonne illustration de ce sujet. Zola décrit ainsi la fin de la célèbre courtisane du second Empire : « Nana restait seule, la face en l'air, dans la clarté de la bougie. C'était un charnier, un tas d'humeur et de sang, une pelletée de chair corrompue, jetée là, sur un coussin. [...] Et, sur ce masque horrible et grotesque du néant, les cheveux, les beaux cheveux, gardant leur flambée de soleil, coulaient en un ruissellement d'or. Vénus se décomposait. », Émile Zola, *Nana*, Paris, Le Livre de Poche, 2003 (1880), pp. 491-492.

presque toujours à l'hôpital ou à l'hospice « la débauche [qui] les a fait vivre hier, les fait mourir aujourd'hui ! »[441] Ce serait le cas de toutes les classes de prostituées, et même les plus riches d'entre elles qui, elles aussi, « bien souvent [meurent] à l'hospice et même à l'hôpital [après avoir], en quelques années, gaspillé des fortunes »[442]. Cette issue paraît légitime aux médecins, puisque malgré tous les efforts des courtisanes pour parvenir au sommet de la hiérarchie sociale, leurs origines ignobles se rappellent toujours à elles, comme l'écrit Hippolyte Mireur : « parties du ruisseau, elles y retournent : c'est là une sorte d'évolution naturelle et logique, à laquelle elles essaieraient en vain de se soustraire »[443]. Ainsi tous les biographes des grandes cocottes s'accordent sur le fait qu'en dépit des belles ascensions sociales que ces femmes peuvent connaître, la chute est inévitable[444].

L'historienne Virginia Rounding, qui a étudié les biographies de plusieurs demi-mondaines du XIXème siècle, précise, relativement à ce sujet, que les descriptions misérabilistes sont toujours étrangement conformes « au stéréotype de la prostituée, tel que l'a établi Parent-Duchâtelet » et qu'elles constituent de véritables « cas d'école, une illustration parfaite de ce qui attend la jeune fille lâchée sans expérience sur la pavé de Paris » qui satisfont les « moralistes et [les] réformateurs sociaux »[445]. On constate en effet que certains médecins

---

441 Hippolyte Mireur, *La Prostitution.., op. cit.*, p. 154.

442 Louis Reuss, *La Prostitution au point de vue..., op. cit.*, p. 175. Nous avons dit plus haut combien la croyance en l'imprévoyance des prostituées est répandue chez les personnes qui écrivent sur la prostitution.

443 Hippolyte Mireur, *La Prostitution.., op. cit.*, p. 282.

444 Janine Alexandre-Debray, *La Païva. Ses amants, ses maris*, Paris, Perrin, 1986, 267 p ; Polly Binder, *The Truth about Cora Pearl*, London, Weidenfeld and Nicolson, 1986, 156 p. ; Bernard Briais, *Grandes courtisanes du Second Empire*, Paris, Tallandier, 1981, 253 p. ; Arthur Gold et Robert Fizdale, *Sarah Bernhardt*, Paris, Gallimard, 1994 (1991), 359 p. ; Joanna Richardson, *Les Courtisanes. Le demi-monde au XIXème siècle*, Paris, Stock, 1968 (1967), 272 p. ; Virginia Rounding, *Les Grandes horizontales. Vies et légendes de quatre courtisanes du XIXème siècle*, Paris, Éditions du Rocher, 2005. ; Guy Vauzat, *Blanche d'Antigny. Actrice et demi-mondaine (1840-1874)*, Paris, Charles Bosse, 1933, 160 p.

445 Virginia Rounding, *Les Grandes Horizontales.., op. cit.*, p. 70.

confirment que les descriptions effroyables des femmes vénales malades et agonisantes sont des généralisations abusives. Il s'en trouve même qui soutiennent que cette catégorie de femmes vivrait mieux et jouirait d'une meilleure santé que les autres membres de la classe laborieuse. Ambroise Tardieu illustre ce propos en mettant en avant l'existence du célèbre embompoint de beaucoup de femmes publiques et de « leur brillante santé [qui] frappent tous ceux qui les regardent et qui les voient réunies en assez grand nombre »[446].

Cette croyance en l'embonpoint des prostituées n'est toutefois pas provoquée par le fait que la rémunération offerte par le commerce sexuel est plus importante que celle offerte par toutes les autres professions accessibles aux femmes, ni par le fait que les maisons de tolérance offrent une pension complète et que la fréquentation des Halles et des restaurants favorise une alimentation variée et abondante. Elle est au contraire influencée par le stéréotype selon lequel les rapports sexuels et le travail de prostituée ne demandent pas d'effort physique. Les propos du docteur Reuss illustrent parfaitement ce stéréotype. Selon cet auteur, si « un grand nombre d'entre elles paraissent jouir d'un brillant état de santé : elles sont grasses, leur teint est vif et florissant, leurs lèvres sont rouges »[447], c'est parce qu'elles mènent une « vie animale » qui consiste à se lever tard et à manger beaucoup plus de nourriture qu'une femme du peuple qui travaille durement[448].

* Le retour à l'ordre du genre

En plus du discrédit porté sur l'activité de prostituée, les filles publiques suscitent également le déploiement d'un discours contradictoire qui vise à les réassigner comme femmes, quand bien même elles seraient dites viriles, en ce qu'être-femme signifie être dominée. Ainsi, en dépit des affirmations de certains auteurs concernant l'autonomie relative dont jouissent les femmes publiques, Léon Bizard n'hésite pas à écrire que même si « la fille se dit libre ; en vérité, elle passe son existence

[446] Ambroise Tardieu, *Dictionnaire.., op. cit.,* p. 435.
[447] Louis Reuss, *La Prostitution au point de vue..., op. cit.*, p. 214.
[448] *Id.*, p. 215.

d'esclave[449] à être martyrisée par son souteneur, à être exploitée par les proxénètes, à [devoir] accepter les exigences les plus répugnantes de ses clients »[450]. Selon lui, toutes les tentatives des femmes qui « cherchent à s'évader de leur sexe » seraient vouée à l'échec, pour la raison que tout individu assigné femme à la naissance se doit de ressentir « que sa mission véritable sur cette terre est d'être épouse et d'être mère ». De plus, l'existence chez ces personnes des « troubles qui viennent sans cesse douloureusement [leur] rappeler [qu'elles sont] sous la dépendance de [leur] sexe », en l'occurrence la menstruation, confirment leur infériorité physique et le fait qu'elles sont bien « les éternelles blessées »[451] de l'humanité.

En raison de ces volontés de réassignation, il est significatif de constater que si le commerce sexuel fait l'objet d'une condamnation morale, il ne fait pas l'objet d'une interdiction juridique pendant toute la période qui nous occupe. En 1892, alors que la contestation abolitionniste de l'existence d'une prostitution réglementée est la plus vive, la loi qui porte sur la limitation du travail des femmes et des mineur·e·s hors de la sphère domestique et sur la question du travail de nuit ne fait pas mention de la prostitution, alors que, comme nous avons déjà eu l'occasion de le préciser, la très grande majorité des auteurs parlent de métier à son sujet[452]. De là peut-on formuler l'hypothèse selon laquelle seules les professions qui sortent des attributions dites féminines (le travail domestique, l'éducation des enfants et les soins aux infirmes ou encore les services sexuels) subissent les mesures restrictives de cette loi[453], dont

---

[449]Le docteur Hippolyte Mireur écrivait déjà en 1882 que les filles qui travaillent dans les maisons de tolérance sont des « esclaves modernes », *La Prostitution..., op. cit.*

[450]Léon Bizard, *La Vie des filles..., op. cit.*, p. 91. Il affirme qu'il n'y aurait pas de vie plus « misérable » que celle de femme publique.

[451]*Id.*, p. 72. P. Marrin partage cet avis, comme l'atteste le fait qu'il écrive « la femme est, en effet ; sinon précisément *une malade*, comme le voulait Michelet, du moins un être délicat, en perpétuelle situation d'imminence morbide », *Le Mariage..., op. cit.*, p. 51-52.

[452]À ce sujet, voir : Auslander, Leira et Zancarini-Fournel, *Différence des sexes et protection sociale au 19ème et au 20ème siècle,* Presses Universitaires de Vincennes, 1995, 267 p.

[453]D'ailleurs, le militant Vittorio Levi n'hésite pas à affirmer, en dépit de ses velléités abolitionnistes, qu'« au lieu de mépris, c'est de la

l'esprit et les effets sont : l'exacerbation des mesures patenarlistes de protection à l'égard des femmes et des personnes mineures, la délégitimation des personnes transfuges à la classe des femmes et enfin, la conservation du déséquilibre économique au profit de la classe des hommes, induisant une dépendance vitale des femmes et de enfants vis-à-vis de cette classe.

En somme si l'exercice de la prostitution ne se voit pas interdit, c'est parce qu'il remplit une fonction bien précise dévolue aux femmes pauvres qui est celle de satisfaire le désir sexuel des hommes de toutes les classes. Toutefois, la tolérance de cette activité n'entre pas en contradiction avec sa condamnation morale, sociale et scientifique en ce que les descriptions abominables du commerce sexuel visent à en détourner la majorité des femmes pour sauvegarder le système du mariage et de la famille.

* L'ambition : un délire de femme

Des observations médicales contenues dans les registres de la Salpêtrière pour les années 1850 et 1860 décrivent les idées de certaines prostituées comme ridiculement ambitieuses et prétentieuses. Ces commentaires nous semblent participer du processus de disqualification des filles publiques et de leur moyen de subsistance. Ce serait en raison de cette disposition pour le délire ambitieux que Catherine Lecoq explique aux médecins qui la suivent que « deux de ses amants l'ont faite riche de quatre-vingt mille francs [et qu'elle va] avec cet argent établir à Luynes, une maison de tolérance ». Ces projets doivent paraître présomptueux au regard des aliénistes puisque les certificats médicaux qui concernent la femme Lecoq font état de ses accès hystériques, de ses récits mensongers et contradictoires et de la paralysie générale dont elle est atteinte et qui détermineraient ses idées ambitieuses de richesse[454]. Il

---

reconnaissance que le genre humain doit aux malheureuses qui souffrent pour la cause de notre nature sexuelle », *La Prostitution chez la Femme et la Traite des Blanches*, conférence faite à Delphes le 28 mai 1912, Naples, Castiglione, 1912, p. 116.

[454]Dossier du 8 avril 1851 : AP-HP, 6Q3-13 : Registre d'entrées des folles idiotes et crétines, Salpêtrière, 1845-1851 ; 1Q2/164 : Registres

paraît tellement impensable aux médecins qu'une personne du type de Catherine Lecoq devienne riche et patronne d'un établissement qu'ils attribuent les confidences de leur patiente à un délire pathologique. Quant à Marie Euphrosine Rigot, les idées de fortune, de grandeur et de force physique extraordinaire qu'elle profère semblent également ne pas correspondre à ce qui est attendu d'une personne qui appartient à la classe des femmes, puisqu'elles sont décrites comme symptomatiques d'une manie ambitieuse[455]. Les écrits théoriques semblent en effet confirmer que le délire ambitieux est caractéristique des deux pathologies fréquentes chez les femmes vénales que sont la manie et la paralysie générale. Ils tendent également à souligner l'existence d'un lien entre le « *délire ambitieux* [qui] va depuis [...] le contentement le plus naïf et le plus béat de soi-même, jusqu'aux idées et aux conceptions les plus extravagantes »[456] et certaines formes de folie.

Même si les docteurs Christian et Ritit accordent le fait que le délire de satisfaction et de grandeur se trouve aussi bien chez les hommes que chez les femmes, ils précisent combien « les conceptions de la femme restent au-dessous de celles que nous avons signalées chez l'homme ! »[457] L'infériorité des conceptions féminines se caractériserait par l'absence de « projets qui doivent révolutionner le monde ou faire le bonheur du genre humain » et la concentration sur le désir de posséder « de belles robes, de beaux bijoux, de belles voitures » et de

---

de la Vieillesse-Femmes, 1849-1852 ; 6R3 : Registre d'observations médicales de la Salpêtrière, 1835-1852.

[455]Dossier du 12 juin 1852 : AP-HP, 6R3 : registre d'observations médicales de la Salpêtrière, 1835-1852 ; 6R/24 : Registre d'observations médicales de la Salpêtrière, 1851-1854.

[456]J. Christian et Ant. Ritit, « Paralysie générale... », *op. cit.*, p. 748. Voir par exemple : J. Christian et Ant. Ritit, « Paralysie générale », *Dictionnaire encyclopédique des sciences médicales,* série 2, t. 2, Paris, Masson, 1884, p. 716-764 ; Krafft-Ebing, *La Responsabilité criminelle et la capacité civile dans les états de trouble intellectuel. Éléments de psychiatrie médico-légale à l'usage des médecins et des juriconsultes,* Paris, Masson, 1875, 268 p. ; Augustin Planès, *Quelques considérations.., op. cit.*

[457] *Ibid.*

« se marier avec un prince »[458]. Dans cette perspective, le docteur Régis rapporte le fait que les paralytiques ambitieuses ne parlent que d'amour, qu'elles « vantent leurs charmes » et assurent qu'elles ont « des millions d'enfants », qu'elles vont épouser Napoléon ou Gambetta et qu'un « régiment tout entier est venu [les] visiter pendant la nuit »[459]. Aussi peut-on soutenir que les descriptions des idées ambitieuses chez les folles mettent en avant les comportements qui sont dits « féminins » (tels que l'amour, la maternité et la séduction). Cela a pour conséquence, premièrement, de réaffirmer l'appartenance de ces personnes à la classe des femmes en raison de l'équation selon laquelle la féminité est l'apanage de cette classe ; et deuxièmement, d'imposer aux femmes les obligations qui sont dues à leur classe, en l'occurrence : la correspondance avec les normes physiques et vestimentaires de la féminité ; la pratique unique d'une sexualité reproductive et conjugale ; la consécration du temps libre à l'embellissement du corps en vue de séduire les membres de la classe des hommes.

En somme, les discours médicaux sur la prostitution et la folie s'inscrivent très clairement dans la construction des identités de genre et montrent à quel point la possession de la *bonne* santé (physique et mentale) n'est possible pour une personne que si elle possède le *bon* genre. L'historienne de la psychiatrie Nicole Edelman note que :

« Sous couvert de la loi naturelle et d'objectivité du biologique, les médecins se trouvent investis de la capacité de définir la norme qui délimite les frontières du sain et de la santé, et plus encore de savoir qui sont les gens normaux »[460].

Le discours médical atteste du potentiel de fragilisation de l'ordre public qui réside dans les comportements qui transgressent les normes culturelles. Les comportements des prostituées, qui travaillent aux coutures la fixité des catégories médicales, révèlent à la fois l'exiguïté de ces dernières et leur incapacité à rendre compte de la diversité des identités dans

---

[458] *Id.*, p. 755.
[459] Cité par J. Christian et Ant. Ritit, *id.*
[460] Nicole Edelman, *Les Métamorphoses de l'hystérique..., op. cit.*, p. 37.

l'humanité. La violence des réactions de normalisation que nous allons voir dans la partie qui suit témoigne d'ailleurs de la mise en péril des lois du genre par les prostituées. En ce qu'elles sont opprimées pour n'être pas des femmes, (puisque pour en être une, il faut en être une vraie) les prostituées détruisent ce faisant l'idée que les femmes sont un groupe naturel. En cela, elles permettent la mise en question de l'historicité des catégories sexuelles, et partant, la révélation des intérêts politiques, de classe et de race qui les sous-tendent[461].

---

[461]Elsa Dorlin a particulièrement étudié cette problématique dans *La Matrice de la race...*, *op. cit.* Et dans son article « Pour une épistémologie historique du sexe... », *op. cit.*

Troisième partie.

DISCIPLINER LES FILLES PUBLIQUES

LA DISCIPLINE DES SENS

Chapitre premier

I- La condamnation des excès

Folie alcoolique et gourmandise

* Alcoolisme de métier

Le motif le plus fréquent d'internement de prostituées à la Salpêtrière pendant les années 1860 est l'alcoolisme[462]. Le goût des filles publiques pour les boissons sucrées et alcoolisées fait également partie des thèmes récurrents dans les ouvrages médicaux depuis la publication de celui de A.J.-B. Parent-Duchâtelet en 1836[463]. L'intempérance des femmes vénales s'explique selon les auteurs par deux facteurs : le premier est que le métier de prostituée exige par soi la fréquentation quotidienne de certains lieux de sociabilité, parmi lesquels les cafés et les restaurants figurent en bonne place (cause extrinsèque) ; le second est que les femmes prostituées sont (par essence) gourmandes, lascives et ne maîtrisent pas de leurs passions (cause intrinsèque) – ce par quoi l'on comprend aisément qu'elles soient prostituées. Ces deux causes sont habituellement présentées comme étant mutuellement

---

[462]Les certificats médicaux parlent d'« alcoolisme », d'« abus alcooliques », d'« intempérance », d'« excès de boissons », d'« ivrognerie » ou encore de « dipsomanie ». Bien que des distinctions sémantiques soient faites entre ces différentes formules dans les dictionnaires médicaux, elles sont indifféremment utilisées dans les registres de la Salpêtrière.

[463]Notre but ici n'est pas de nier la forte consommation d'alcool des prostituées, mais de mettre en lumière les préjugés sociaux et naturalisants qui stigmatisent les membres des classes laborieuses et laissent penser qu'il est dans leur nature d'être alcoolique. Sur la consommation d'alcool au XIXème siècle, voir l'ouvrage de Didier Nourrisson, *Le Buveur du XIXème siècle*, Paris, Albin Michel, 1990, 378 p.

complémentaires, en ce que les habitudes professionnelles viennent aggraver les tendances innées, et en ce que l'inné constitue l'origine du comportement professionnel[464].

Citons pour illustrer notre propos Ambroise Tardieu qui affirme en 1854 que « la gourmandise et le goût des liqueurs fortes peuvent être considérés comme une des habitudes caractéristiques chez ces femmes » ; tandis que le docteur Reuss explique en 1889 que « les filles aiment bien les mets épicés, piquants, les sucreries, le vin, le café, les liqueurs » et qu'elles déjeunent habituellement dans une crémerie ou chez un débitant de vin où l'on sert une « nourriture [...] généralement bonne, excitante »[465]. Elles profiteraient même des repas offerts par leurs clients pour faire des excès en commandant les plats les plus chers et les plus raffinés, dans le but d'être appréciées par le patron du restaurant et d'en tirer quelque avantage[466]. Enfin, Louis Reuss ajoute que les prostituées boivent beaucoup de vin, de bière, de liqueurs sucrées et de champagne afin de prouver à leurs clients potentiels qu'elles ne sont pas malades puisque, d'après l'auteur, si « les gens sans éducation s'imaginent que l'usage des alcools exaspère les accidents syphilitiques ; ils admettent volontiers, lorsqu'ils ont affaire à une femme sobre, qu'elle ne boit pas parce qu'elle est malade »[467].

Louis Fiaux explique quant à lui que l'alcoolisme des « filles à numéro »[468] par le fait que les tenancières des maisons de tolérance poussent leurs pensionnaires à consommer des boissons fortes dans le but de les rendre obéissantes et de mater leurs éventuelles résistances. Selon cet auteur, ces femmes

---

[464]« L'on peut même conclure que, de même que la misère, la prostitution est une des principales causes de l'alcoolisme chez la femme », écrit Alphonse Cat dans *L'Alcoolisme chez la femme*, Paris, thèse de médecine, 1900, p. 14.

[465]Louis Reuss, *La Prostitution au point de vue de l'hygiène et de l'administration en France et à l'étranger*, Paris, J. Baillière et Fils, 1889, p. 53.

[466]*Ibid.*

[467]*Id.*, p. 67.

[468]Les maisons de tolérance ont pour obligation d'afficher le numéro qu'elles occupent dans la rue de façon plus voyante et plus importante que les immeubles et les établissements voisins. Par métonymie ces lieux sont parfois appelés « maisons à numéro », et les prostituées qui y travaillent « filles à numéro ».

seraient en état d'ébriété permanent depuis que la loi du 17 juillet 1880 permet la liberté du commerce des débits de boissons[469]. En effet, antérieurement à la loi la Préfecture de police interdisait la réunion d'un débit de boisson et d'une maison close dans un même établissement ayant une licence à Paris *intra-muros* ; dans le but d'empêcher le désordre qui pourrait résulter de la conjonction de ces deux distractions, à l'instar notamment des barrières d'octroi[470]. En mettant fin à cette restriction, la loi de 1880 qui met fin à cette restriction génère ainsi un formidable développement de la prostitution de cabaret pendant la fin du siècle, dont les effets cependant semblent contraires aux intérêts de la Préfecture de police. Louis Fiaux explique pourtant l'adoption de cette mesure parce qu'elle constitue une tentative visant à lutter contre la baisse de fréquentation des maisons closes officielles au profit des maisons de rendez-vous clandestines. M. Naudin, du service des mœurs, devant la commission municipale, confirme d'ailleurs les affirmations du docteur Fiaux lorsqu'il s'exclame : « que voulez-vous ! Si l'on ne donnait pas à boire dans les maisons de tolérance, le client n'y viendrait plus du tout »[471].

* L'alcoolisme : une folie de femme pauvre

Selon les aliénistes, l'alcoolisme est le déclencheur de folie le plus efficace et le plus répandu. L'article « alcoolisme » du *Dictionnaire encyclopédique des sciences médicales* précise que l'état d'alcoolisme désigne toute une série d'affections engendrées chez les humains par l'abus de boissons fortes répété à une haute fréquence. Pour l'auteur de cet article, les personnes ivres sont, outre des malades, des aliénées privées de l'usage de

---

[469]Louis Fiaux, *Les Maisons de tolérance. Leur fermeture*, Paris, Georges Carré, 1892, p. 103.

[470]Voir à ce sujet : Robert Courtine, *La Vie parisienne. Cafés et restaurants des boulevards 1814-1914*, Paris, Perrin, 1984, 376 p. ; François Gasnault, *Guinguettes et lorettes. Bals publics et danse sociale à Paris entre 1830 et 1870*, Paris, Aubier, 1986, 343 p.

[471]10 février 1879, cité par Louis Fiaux, *Les Maisons..., op. cit.*, p. 241. Sur le déclin du nombre de maison de tolérance, voir le premier chapitre de la deuxième partie de l'ouvrage d'Alain Corbin, *Les Filles de noces. Misère sexuelle et prostitution au XIX*^{ème} *siècle*, Paris, Flammarion, 1982 (1978), p. 171.

la raison et de leurs facultés de juger, ce qui justifie leur séquestration dans un asile psychiatrique[472]. Cette habitude explique la grande fréquence des internements pour abus d'alcool dont on trouve la trace dans les registres de la Salpêtrière et dont les médecins font état. Par exemple, le docteur Benon, médecin adjoint des asiles publics, insiste, dans une communication faite à la Société de médecine légale le 13 mai 1907, sur le fait que la folie de 68,59 % des personnes internées à l'asile de Ville-Évrard, pendant la période qui va du 1er mai 1897 au 1er juillet 1906, est attribuée à leurs excès alcooliques[473]. En somme, plus de la moitié des personnes internées dans cet établissement le sont, non pour ce qu'elles présentent une maladie mentale, mais pour une ivresse.

---

[472] « Alcoolisme », *Dictionnaire encyclopédique des sciences médicales*, série 1, t.2, Paris, Masson, 1865, p. 615-719. Il ne s'agit pas de contester l'éventuelle nécessité de la prise en charge médicale et psychologique d'une personne en état d'ivresse ou souffrant d'alcoolisme si elle souhaite être aidée. Nous souhaitons seulement préciser que l'internement psychiatrique se fait à défaut d'une médicalisation dans un lieu spécialisé et que cette prise en charge n'est pas faite à la demande du ou de la patient·e mais qu'elle lui est imposée par une mesure préfectorale. Celle-ci étant faite sur la base du principe de dangerosité que cette personne est censée représenter pour la société, principe qui légitime toutes les mesures coercitives prises à son égard. Ainsi l'article « Aliéné » du *Dictionnaire encyclopédique des sciences médicales* précise que « ce n'est qu'en portant atteinte à la liberté d'action de l'aliéné dangereux qu'il est possible de prévenir, d'empêcher l'abus qu'il en peut faire contre lui-même, contre les autres, contre l'ordre et la sûreté publics. De là pour la société le droit et le devoir d'intervenir dans la vie de l'aliéné dangereux, et même de se saisir de sa personne pour le placer dans des conditions spéciales de surveillance et d'empêchement d'agir », Dechambre A. dir., série 1, t. 3, Paris, Masson, 1865, p. 51.

[473] Docteur Benon, « Alcoolisme et criminalité. Travail statistique médico-légal du service spécial des alcooliques de Ville-Évrard », *Annales d'hygiène publique et de médecine légale*, 4e série, n°7, Paris, Baillière, 1907, p. 545-551. La proportion correspond à celle donnée par le docteur Baudin, médecin en chef de l'asile départemental du Doubs, en 1900. Selon lui « sur la décennie 1888-1898, 60% des aliénés sont délirants par ou avec alcoolisme », « De l'internement et de la libération des alcooliques délirants », *Annales d'hygiène publique et de médecine légale*, Paris, Baillière, 3e série, n°43, 1900, p. 193- 210.

Bien que l'intempérance caractérise, dans le discours des médecins, les prostituées de toutes les classes, la qualité des alcools qu'elles absorbent correspond à la catégorie sociale à laquelle elles appartiennent. En cela, plus elles sont pauvres, plus elles sont condamnées à boire des alcools frelatés dont les conséquences sont d'autant plus graves[474]. Augustin Planès affirme par exemple qu'« il est prouvé et admis par tout le monde que c'est parmi les populations les plus misérables que cette intoxication fait le plus de victimes »[475]. Tandis qu'Alphonse Cat rapporte que certains métiers, tels que notamment la vente de services sexuels, ont une influence considérable sur l'alcoolisme des femmes laborieuses dont les manifestations seraient plus bruyantes, plus ordurières et plus crapuleuses qu'elles ne le sont chez les hommes. Cette forme d'ivresse ne se rencontrerait que « dans la classe la plus abjecte de la société [parmi les] filles les plus ignobles du trottoir »[476] et aurait pour conséquence d'entraîner des maladies psychologiques typiquement féminines telles que la nymphomanie, la prostitution et les penchants pour une sexualité hystérique. Alphonse Cat explique l'influence plus puissante de l'alcoolisme chez la femme que chez l'homme puisque par des facteurs physiologiques :

« [Si celui-ci], par sa constitution plus robuste, résiste davantage à l'influence toxique, la femme par ses aptitudes physiques et sa nature sensitive, est incapable de soutenir la lutte de la même façon »[477].

---

[474]Louis Reuss, *La Prostitution.., op. cit.,* p. 228.
[475]Augustin Planès, *Quelques considérations sur la folie à Paris, observée à l'infirmerie spéciale du dépôt de la Préfecture de police (1872-1885),* thèse pour le doctorat de médecine, Paris, Parent, 1886, p. 15.
[476]Alphonse Cat, *L'Alcoolisme..., op. cit.,* p. 32.
[477]*Id.,* p. 27. L'alcoolisme des femmes est en pleine expansion selon Alphonse Cat. Cet auteur affirme que Magnus Huss a été le premier à porter l'attention sur la gravité de ce « fléau pour l'humanité, la société, la famille et l'individu » en 1847, il précise qu'en 1891, 8373 femmes ont été traduites devant le tribunal de police pour ivresse publique. Pour sa part, le docteur Benon confirme qu'au milieu du XIXème siècle « les cas d'alcoolisme chez la femme étaient encore une rareté ; mais dans ce dernier quart de siècle, ils ont pris une

Ces croyances mêlent les stéréotypes sur les pauvres à qui ne reste que l'alcool pour oublier leur vie de misère, à la réalité tangible de la différence de qualité qui existe entre les boissons alcooliques. En outre, la condamnation de l'alcoolisme provient davantage de principes moralistes, qui visent à la discipline et l'éducation des classes populaires, que du désir de protéger les personnes en elles-mêmes, puisque, si l'alcoolisme mondain est connu et décrit par les médecins, les femmes du monde qui s'enivrent chez leurs modistes, dans les salons et avec des boissons médicamenteuses jouissent d'une grande tolérance de la part des auteurs mêmes qui abominent l'ivrognerie populaire[478]. L'interprétation scientifique d'une forte consommation alcoolique dépend donc de la classe sociale à laquelle appartient la buveuse ou le buveur. P. Ladame soutient par exemple que l'intempérance est un vice de débauché·e typique des classes populaires[479], qui accompagne la prostitution et qui doit être considérée « comme une des formes

---

importance considérable » puisqu'on serait passé de 47 alcooliques aliénées internées à Ville- Évrard en 1874 à 143 en 1888, « Alcoolisme et criminalité. Travail statistique médico-légal du service spécial des alcooliques de Ville-Évrard », *Annales d'hygiène publique et de médecine légale*, 4e série, n°7, Paris, Baillière, 1907, p. 120.

[478]Alphonse Cat évoque l'alcoolisme de la femme du monde tel qu'il ne diffère de celui des classes populaires que par son « raffinement et sa discrétion » bien que les occasions de s'enivrer soient nombreuses. On boit du madère, du champagne, de la chartreuse, du curaçao, du porto, du malaga à toutes les fêtes, à chaque invitation chez une amie et quelle que soit l'heure. Certain·e·s modistes et gantier·e·s font leur réputation sur la qualité de leur brandy et de leur whisky et les élégantes ne vont au spectacle qu'avec un flacon de rhum en poche et munies de bonbons à la liqueur. En outre, les médications proposées par de nombreux médecins reposent avant tout sur les principes alcoolés. *L'Alcoolisme chez la femme...*, *op. cit.*, p. 14.

[479]Étienne Esquirol affirmait déjà en 1805 qu'« on conduit souvent à la Salpêtrière des femmes adonnées au vin dans un état de véritable aliénation : on les voit guérir et revenir, mais après plusieurs rechutes, elles restent incurables. Cette remarque est bonne pour la classe du peuple ; mais, dans la classe aisée, il y a très-peu de manies produites par l'abus des boissons vineuses ou de l'eau-de-vie », *Des Passions considérées comme causes, symptômes et moyens curatifs de l'aliénation mentale*, Paris, Librairie des Deux-Mondes, 1980 (1805), p. 46.

de criminalité » chez les femmes[480].

Ces croyances expliquent le nombre élevé de femmes pauvres arrêtées par les agents de police tant elles paraissent inconvenantes aux yeux de la bourgeoisie. La séquestration dans un asile d'une personne en état d'ébriété ne suffit toutefois pas à justifier un enfermement au-delà de quelques semaines, ce qui explique pourquoi l'on retrouve plusieurs fois les mêmes noms dans les registres d'entrées à la Salpêtrière, à des fréquences très rapprochées et pour de courtes durées. Catherine Françoise Derselle, par exemple, une fille publique âgée de 42 ans, est admise le 30 mai 1850 à la Salpêtrière après avoir été évacuée de Saint-Lazare pour tapage alcoolique. Elle sort quatre mois plus tard puis est internée pour la cinquième fois (sa première admission date du 17 mai 1846[481]) le 15 octobre 1850 pour ce qu'elle souffre de délires alcooliques. Elle est envoyée encore à 2 reprises à la Salpêtrière pour les mêmes raisons et se fait finalement transférer à Blois en février 1853. Après une longue disparition, la femme Derselle réapparaît dans les registres le 20 avril 1861, accompagnée par des observations médicales qui précisent qu'elle souffre de lypémanie, d'hallucinations et de délire par ivrognerie[482]. Le cas d'Eulalie Désirée Hubert, une prostituée de 34 ans mise à l'asile pour abus de liqueurs, illustre aussi parfaitement notre propos sur la rapidité de certains internements. La jeune femme est admise à la Salpêtrière le 11 février 1864 et en sort le 4 mars de la même année ; un séjour rapide en somme, suffisant à effectuer quelques consultations médicales, qui s'apparente plus à une hospitalisation qu'à un internement psychiatrique[483].

---

[480]P. Ladame, *De la Prostitution dans ses rapports avec l'alcoolisme, le crime et la folie*, conférence publique faite à Lyon le 22 mars 1884, Neuchâtel, Secrétariat général de la Fédération, 1884, p. 15.

[481]Pour les internements successifs de la femme Derselle, voir les registres conservés aux Archives publiques des hôpitaux de Paris, 6Q3-13 : Registre d'entrées des folles idiotes et crétines, Salpêtrière, 1845-1851 et 1Q2/164 : Registre de la Vieillesse-Femmes, 1849-1852.

[482]AP-HP, 1Q2/169 : Registre des entrées à la Salpêtrière, 1859-60. 6Q2/35 : Registre d'entrées des aliénées d'office à la Salpêtrière, 1860-1861. 6Q3-16 : Registre d'entrées des folles idiotes et crétines, Salpêtrière, 1860-1863.

[483]AP-HP, 6R/6 : Registre d'observations médicales de la Salpêtrière, 1861-1866.

Ce type d'internement pousse d'ailleurs les aliénistes à dénoncer le danger social qui réside dans le fait que les alcooliques sont internées pendant le temps de leurs délires, puis relâchées sans autre forme de suivi dès qu'elles ne présentent plus de symptômes. Ainsi le docteur Demange explique-t-il que « les médecins, en attestant [la] guérison [d'un alcoolique], annonçaient en même temps qu'aussitôt libre, cet alcoolique boirait, et qu'après avoir bu, il volerait, frapperait ou tuerait »[484]. Cependant, si de nombreux écrits[485] témoignent de ce que certains médecins hésitent à libérer les personnes souffrant d'alcoolisme, redoutant précisément qu'une fois sorties, elles ne se livrent à leur « détestable penchant »[486], il est surprenant de constater, même après plusieurs mois d'internement à la Salpêtrière, que certaines femmes présentent encore un état d'ivresse. Les ouvrages médicaux confirment d'ailleurs que « les dipsomanes[487] séquestrés dans les asiles trouvent presque toujours le moyen de se procurer des boissons, malgré la surveillance très active dont ils sont l'objet »[488]. Aussi est-il légitime de se poser la question de la finalité de l'internement psychiatrique des alcooliques, s'il ne consiste pas dans la tentative de leur guérison. Comme nous l'allons voir à présent, le danger que les prostituées ivres font peser sur l'ordre public justifie davantage leurs internements psychiatriques que l'intention de les soigner.

---

[484]Demange, « Rapport sur les aliénés dangereux », *Annales d'hygiène publique et de médecine légale,* 2e série, n° 48, Paris, Baillière, 1877, p. 539.

[485]« Alcooliques récidivistes, internements dans des asiles spéciaux », *Annales d'hygiène publique et de médecine légale,* 4e série, n° 2, 1904, p. 496 ; Baudin, « De l'Internement et de la libération des alcooliques délirants », *Annales d'hygiène publique et de médecine légale*, Paris, Baillière, 3e série, n°43, 1900, p. 193- 210.

[486]AP-HP, 6Q3/12 : Registre d'entrées des folles idiotes et crétines de la Salpêtrière, 1839-1850.

[487]La dipsomanie et l'alcoolisme sont liés et l'un mène souvent à l'autre, cependant qu'ils ne se réduisent pas l'un à l'autre. « La dipsomanie diffère de l'ivrognerie vulgaire, en ce que la première est une maladie, tandis que l'autre est un vice dégradant » précise l'article « Monomanie » du *Dictionnaire encyclopédique des sciences médicales*, série 2, t. 9, Paris, Masson, 1875, p. 188.

[488]*Id.*, p. 189.

Prostituées alcooliques et criminelles : des femmes dangereuses pour la sûreté publique

Nous l'avons dit plus haut, les arrestations menant à un internement d'office en asile psychiatrique pour des raisons de tapage ou d'outrage sur la voie publique sont fréquentes. Ces arrestations sont avant tout préventives en ce qu'elles visent surtout à éviter que le tapage n'ouvre la voie au crime et ne représente un danger pour la société. Michel Foucault explique d'ailleurs que la référence au danger est constante dans les registres d'observations médicales des années 1860 : « les placés d'office sont automatiquement indiqués comme dangereux ; [...] tous ceux qui sont à l'asile sont virtuellement porteurs de ce péril de mort »[489]. L'historien-philosophe ajoute que « le danger est cet élément tiers qui va permettre le déclenchement de la procédure d'internement et d'assistance » ; et que les « médecins font effectivement des certificats dans ce sens »[490]. En effet constate-t-on que les aliénistes précisent systématiquement que la patiente est « dangereuse pour elle-même et pour les autres » ou bien qu'elle « peut être dangereuse » ; quand bien même la folie dont elle souffrirait ne serait pas violente. Dès lors, on peut penser que, pour les aliénistes, la folie présente en soi un danger pour la société, qui justifie la séquestration de qui en serait frappé·e.

En outre, la dénonciation de la violence des prostituées aliénées s'inscrit dans le contexte social de la peur ressentie par la bourgeoisie à l'égard des classes populaires. L'historien Louis Chevalier rapporte que les pauvres sont considéré·e·s par les classes possédantes comme appartenant à une population sauvage et brutale, qui exerce un « culte de la force qui la distingue du reste de la population et qu'elle-même revendique

---

[489]Michel Foucault, *Les Anormaux. Cours au Collège de France. 1974-1975*, Paris, Seuil/Gallimard, 1999, p. 150. Selon le docteur Baudin « sur quatre aliénés, trois sont dangereux à divers degrés », « De l'internement et de la libération des alcooliques délirants », *Annales d'hygiène publique et de médecine légale*, Paris, Baillière, 3e série, n°43, 1900, p. 193.

[490]Michel Foucault, *Le Pouvoir psychiatrique. Cours au Collège de France. 1974-1975*, Paris, Seuil/Gallimard, 2003, p. 217.

comme un langage qui lui serait propre »[491]. En cela, il est significatif de noter que, pour les aliénistes, la maladie par excellence des prostituées est la manie[492], lorsqu'on sait que ce type de folie se manifeste par la violence et l'agitation, lesquelles constituent une menace que les médecins aiment à souligner[493], tel que le fait Étienne Esquirol lorsqu'il décrit la « force surnaturelle » dont font preuve certain·e·s maniaques capables de « renverser plusieurs hommes qui [cherchent] à les contenir »[494], et la peur provoquée par ce déferlement de violence, renforcé par l'absence de raison chez la personne maniaque.

Aussi la consultation des registres de la Salpêtrière confirme-t-elle que les certificats médicaux de nombreuses prostituées enfermées dans cet asile attribuent à celles-ci un caractère violent. Par exemple, Marie Louise Françoise Thomas se trouve à 5 reprises, entre le 22 mars 1861 et le 20 avril 1866, à l'asile pour agitation, affaiblissement de l'intelligence, épilepsie, scandale dans la rue et accès de violence suivis d'intervalles lucides[495]. Quant à Alexandrine Lebrun, une fille publique de 35 ans née à Laval qui « paraît atteinte d'hystéro-épilepsie », elle a un caractère très violent et rebelle et s'est fait arrêter à la suite d'une dispute dans un café où elle a voulu se

---

[491]Louis Chevalier, *Classes laborieuses et classes dangereuses à Paris pendant la première moitié du XIXème siècle*, Paris, 1958, p. 533.

[492]L'article « manie » expose que « l'inconduite, le libertinage, la débauche, la dépravation et le désordre des mœurs, les excès vénériens, les abus de boisson, figurent à juste titre au premier rang des causes déterminantes de la manie », « Manie », *Dictionnaire encyclopédique des sciences médicales*, Dechambre A. dir., série 2, t. 4, Paris, Masson, p. 512.

[493]Le Docteur Baudin, médecin en chef à l'asile départemental du Doubs, précise que « sur quatre aliénés, trois sont dangereux à divers degrés », « De l'internement et de la libération des alcooliques délirants », *Annales d'hygiène publique et de médecine légale*, Paris, Baillière, 3e série, n°43, 1900, p. 193.

[494]Étienne Esquirol, *Des Maladies mentales considérées sous les rapports médical, hygiénique et médico-légal*, t. 2, Paris, Baillière, 1838, p. 25.

[495]AP-HP, 6Q3-16 : Registre d'entrées des folles idiotes et crétines, Salpêtrière, 1860-1863 ; 6Q2/35 : Registre d'entrées des aliénées d'office à la Salpêtrière, 1860- 1861 ; 6R/44 : Registres d'observations médicales de la Salpêtrière, 1857-1865.

porter à des voies de faits sur l'employé de police chargé de son arrestation, qui « la croyant folle l'a fait entrer à la Salpêtrière » le 21 août 1860[496]. Enfin, Eugénie Victorine Noël sera notre dernier exemple, cette prostituée se fait interner à la Salpêtrière le 29 juin 1878 pour avoir lancé un couteau à la figure d'un individu qui l'insultait[497].

Au-delà des actes délictueux et du tapage que peuvent produire des femmes publiques en état d'ivresse, certains médecins considèrent que la consommation d'alcool en grande quantité et à une fréquence régulière détermine la criminalité d'une personne :

« L'association entre excès alcooliques et criminalité fait l'unanimité chez les médecins. [...] Il n'est pas de plaie sociale qui amène une déchéance aussi profonde des facultés physiques et morales et qui soit aussi défectueuse pour la race. Un très grand nombre de crimes et de délits relèvent de l'alcoolisme, cela est évident »[498].

Selon le docteur Benon, 95 % des alcooliques séjournant à l'asile de Ville-Évrard sont « en puissance de criminalité »[499], un caractère qui se traduit principalement par des tentatives de suicide chez 15,86 % de ces personnes ; des menaces envers les personnes pour 10,76 % ; et un état d'inconscience et de délire

---

[496]AP-HP, 6R/44, registre d'observations médicales de la Salpêtrière, 1860 ; 6Q3-16 : Registre d'entrées des folles idiotes et crétines, Salpêtrière, 1860-1863 ; 6Q2/35 : Registre d'entrées des aliénées d'office à la Salpêtrière, 1860- 1861.

[497]AP-HP, 6R/12, registre d'observations médicales de la Salpêtrière, 1875-1886 ; 6Q2/64 : Registre d'entrées des aliénées d'office de la Salpêtrière, 1878-1879.

[498]A. Ley et René Charpentier, « Alcoolisme et criminalité », *Annales d'hygiène publique et de médecine légale*, 4e série, n°15, Paris, Baillière, 1911, p. 475. Le docteur Paul Garnier semble de cet avis lorsqu'il écrit : « un fait général se dégage de l'ensemble des connaissances que nous possédons, à l'heure présente, sur les conséquences criminologiques d'un poison ethnique comme l'alcool : partout où on a vu se développer l'alcoolisme, on a constaté, du même coup, un accroissement considérable de la criminalité », Paul Garnier, « Alcoolisme et criminalité», 3e série, n°45, *Annales d'hygiène publique et de médecine légale*, Paris, Baillière, 1901, p. 115.

[499]Docteur Benon, « Alcoolisme et criminalité... », *op. cit.*, p. 546.

pour 17,66 % d'entre elles - en somme rien qui ne paraisse s'apparenter à de la criminalité[500]. Une note du Préfet de police Piétri du 28 avril 1856, adressée à MM. les commissaires de police de Paris et de la banlieue, indique clairement que le danger que la loi de 1838 vise à parer, peut être à l'état latent chez l'aliéné·e, et qu'« il n'est pas indispensable qu'il se soit révélé par des actes compromettants et regrettables pour que [celui-ci] soit l'objet de mesures préservatrices ». Il suffit que cette personne, par son imagination et ses cris, « trouble l'ordre public ou inspire des craintes pour sa sûreté personnelle » pour qu'elle fasse l'objet de mesures d'internement[501].

Fol excès, extravagances et tentatives de normalisation des prostituées

Dans les registres d'entrées de la Salpêtrière et les ouvrages médicaux, l'excès et l'exubérance sont les qualificatifs les plus souvent attribués aux femmes vénales. Les médecins accusent particulièrement les courtisanes d'attirer l'attention « par des excentricités de costumes », de porter des couleurs voyantes, de rire bruyamment et d'arriver tard au théâtre pour se faire remarquer[502]. Ces allures extravagantes et tapageuses sont perçues comme une provocation pour le « luxe décent »[503] des femmes honnêtes. Les aliénistes définissent quant à eux l'exubérance dans le costume comme l'une des caractéristiques typiques des personnes monomaniaques, et en particulier des femmes qui se « distinguent par l'étrangeté de leurs mises et la bizarrerie de leurs coiffures ». Ainsi certaines femmes étalent-elles « d'un air prétentieux des vêtements excentriques », tandis que d'autres se parent de décorations et de rubans, et s'affublent d'oripeaux, de panaches et de plumets[504].

Presque tous les certificats médicaux qui accompagnent les prostituées amenées à la Salpêtrière pour justifier leur

---

500 *Id.*, p. 550.

501 APP, DB/218 : aliénés.

502 Charles Jérôme Lecour, *La Prostitution à Paris et à Londres 1789-1877*, Paris, Asselin, 1872, p. 145.

503 *Id.*, p. 16.

504 « Monomanie... », *op. cit.*, p. 158 .

internement évoquent les « excès de toutes sortes » ou les « excès alcooliques » auxquels il a été prouvé qu'elles se sont livrées. Il semble que l'excès dans les comportements constitue en soi un symptôme de folie et suffise à provoquer un enfermement psychiatrique. Il ne s'agit pas ici de revenir sur la consommation de boissons des femmes vénales mais plutôt sur leur tendance supposée à agir de façon excessive, extravagante et déraisonnable. Julie Dumon, par exemple, une fille publique de 42 ans, est amenée à la Salpêtrière le 27 janvier 1877 à cause de ses « excès de tous genres ». Les médecins qui l'examinent précisent qu'elle souffre d'aliénation « manifestée par des actes extravagants »[505]. À ce propos, Augustin Planès explique que certaines folles, telles que les hystériques, se distinguent par la « bizarrerie de leur caractère [et] leur sensibilité exagérée »[506], tandis qu'Étienne Esquirol soutient que la manie change la timidité des femmes en audace et leur douceur en férocité, qu'elles deviennent injurieuses, obscènes, blasphématoires et qu'elles refusent de se soumettre à ce qu'on qualifierait d'ordre patriarcal lorsqu'elles sont atteintes d'une pathologie psychiatrique[507].

L'article « Manie » du *Dictionnaire encyclopédique des sciences médicales* fait toujours état des mêmes croyances en 1875, ce qui permet de formuler l'hypothèse selon laquelle l'institution psychiatrique fonctionne comme un régulateur social au XIXème siècle, ayant pour fonction de normaliser les êtres humains. Michel Foucault explique à ce sujet que ce sont les écarts de conduite des aliéné·e·s par rapport à des règles de conformité, bien plus que leurs manifestations délirantes, qui sont symptomatiques de leur aliénation[508]. L'auteur écrit que « toute conduite doit pouvoir être située [...] par rapport à, et en fonction d'une norme » et, qu'en cela, « la psychiatrie n'a plus besoin de la folie [...] pour fonctionner, [elle] peut psychiatriser toute conduite sans se référer à l'aliénation »[509]. D'ailleurs,

---

[505]AP-HP, 6R/11 : Registre d'observations médicales de la Salpêtrière, 1875-1877 ; 6Q2/61 : Registre d'entrées des aliénées d'office de la Salpêtrière, 1876-1877.
[506]Augustin Planès, *Quelques considérations..., op. cit.*, 64 p.
[507]Étienne Esquirol, *Des Maladies mentales..., op. cit.*, p. 132.
[508] Michel Foucault, *Les Anormaux. Cours au Collège de France. 1974-1975*, Paris, Seuil/Gallimard, 1999, p. 147.
[509]*Id.*, p. 148. L'auteur conclut en disant que « finalement la

l'analyse du discours des psychiatres confirme que ces derniers considèrent comme prédisposé·e·s à la monomanie les « individus doués d'un sentiment excessif de la personnalité », celles et ceux qui se font « remarquer par leur bizarrerie et leur originalité [et] qui agissent au rebours des autres hommes »[510]. Selon l'historienne Yannick Ripa, la manie propre aux prostituées s'analyse telle qu'une norme, qui transforme l'originalité (les caractères déterminés comme inhérents à ce groupe de femmes) des prostituées en symptôme psychiatrique, informant, en somme, une « normalité féminine fixée par l'homme et même pour l'homme »[511].

---

psychiatrie voit s'ouvrir devant elle, comme domaine de son ingérence possible, comme domaine de ses valorisations symptomatologiques, le domaine tout entier de toutes les conduites possibles », *Ibid.*

[510] « Manie », *Dictionnaire encyclopédique..., op. cit.*, p. 163.

[511] Yannick Ripa, *La Ronde des folles. Femme, folie et enfermement au XIXème siècle (1838-1870)*, Paris, Aubier, 1986, p. 43.

UN SYSTÈME DE COERCITION DE LA SEXUALITÉ VÉNALE

Chapitre deuxième

I- Le pénis du Gouvernement

Discipliner la sexualité vénale et contrôler la débauche

* Police sanitaire et médecine des mœurs : la justification sanitaire au service du contrôle moral

Au-delà des justifications sanitaires du réglementarisme et de leurs mises en pratique (visites sanitaires et enfermement à l'hôpital-prison Saint-Lazare), que nous avons étudiées au premier chapitre, il existe pour la Préfecture de police une raison de maintenir la réglementation du commerce sexuel bien plus importante. C.-J. Lecour, chef de la police des mœurs, rapporte que son service ne s'applique pas seulement à la surveillance et à la répression de la prostitution mais qu'il comprend aussi « les mesures relatives aux scandales de la galanterie vénale, à l'abus des passions et de l'inexpérience des mineurs et à la poursuite des outrages à la pudeur et à la morale publique »[512]. Si la Préfecture de police de Paris tolère la prostitution, elle n'autorise pas pour autant la débauche, comme l'explique l'historienne Simone Delattre lorsqu'elle écrit « c'est l'outrage infligé à la pudeur par un usage abusif de la voie publique qui fait incliner vers la tentation d'enfermer les filles "publiques" ». Selon cette auteure, « le spectacle de l'immoralité [doit] rester confiné dans les strictes limites du mal nécessaire »[513]. Les propos du docteur Jeannel confirment les suppositions de l'historienne puisqu'il affirme que « la police a

[512]Charles-Jérôme Lecour, *La Campagne contre la Préfecture de police. Envisagé surtout au point de vue du Service des mœurs*, Paris, Asselin, 1881, p. 103.
[513]Simone Delattre, *Les Douze heures noires. La nuit à Paris au XIX*ème *siècle,* Paris, Albin Michel, 2000, p. 411.

le droit et le devoir de réprimer sur la voie publique ou dans les lieux publics les faits scandaleux, c'est-à-dire contraires à la morale et aux bonnes mœurs »[514].

En étudiant les différents règlements promulgués pendant la période qui nous intéresse, on s'aperçoit rapidement qu'ils concernent davantage les mœurs, les outrages publics, le scandale, le tapage et la décence que la santé publique[515]. Ainsi l'article 1er du règlement du 7 septembre 1830 prévoit-il qu'il « est défendu aux filles publiques de paraître sur la voie publique [...] avant l'allumage des réverbères, et d'y rester après onze heures du soir » et que « leur mise [doit] être décente »[516]. Cette disposition permet de supposer que, si la Préfecture tolère l'activité de ces « filles », elle s'ingénie à en compliquer l'exercice. C'est dans cette optique qu'il leur est interdit de provoquer les passants à la débauche, et qu'en dépit des risques qu'elles courent dans les rues mal éclairées, elles n'ont ni le droit de s'abriter dans un café[517] ni celui de circuler en

---

[514]Julien-François Jeannel, *De la Prostitution publique,* Paris, Baillière, 1874 (1863), p. 212.

[515]A. J.-B. Parent-Duchâtelet réprouve cette logique mais déclare à un de ses collègues : « s'il [...] fallait nécessairement négliger [la morale] au détriment de [la santé], je conseillerais d'abandonner celle-ci pour ne s'occuper que de la première », *De la Prostitution dans la ville de Paris, considérée sous le rapport de l'hygiène publique, de la morale et de l'administration*, Paris, Baillière, 1837 (1836), t. 2, p. 542.

[516]APP, DB/407. Selon le docteur Reuss, le règlement a pour but d'empêcher les femmes de sortir vêtues de façon indécente, de provoquer la débauche, de fréquenter les cabarets et de s'enivrer, de stationner sur la voie publique d'y former des groupes ou d'y tenir réunion. « Le règlement [...] est basé sur l'intérêt de la santé et de la moralité publiques », Louis Reuss, *La Prostitution..., op. cit.,* p. 146.

[517]Dans sa décision du 3 juillet 1835, la cour de Cassation confirme le maintien de l'interdiction faite aux propriétaires de cabarets et de débits de boissons de recevoir ou de loger des filles publiques. Cette interdiction est répétée à 3 reprises le 11 septembre 1840, le 16 avril 1863 et le 17 juillet 1875. L'arrêté du 19 novembre 1857 étend cette interdiction à une fréquentation aussi bien ponctuelle que prolongée et régulière. Par conséquent les filles publiques trouvées en train de boire au comptoir sont susceptibles d'être arrêtées par la police et d'être écrouées. Ces réglementations sont réactualisées le 15 février 1910. Voir Alfred Pierrot, *Essai d'étude sur l'atténuation de l'alcoolisme et de la prostitution par la modification de la loi du 17 juillet 1880 sur*

groupe[518].

Delphine Beauvois rapporte dans son mémoire de maîtrise sur *La Criminalité féminine au Dépôt de la Préfecture de police de Paris* qu'en moyenne 12,89 % des prostituées enregistrées au Dépôt sont arrêtées pour outrage public et 7,61 % pour délit d'outrage à la pudeur. Elle constate que cette catégorie sociale est surreprésentée dans ces trois délits pendant cette période[519]. Le docteur Auguste Corlieu, médecin du dispensaire de salubrité de la ville de Paris dans les années 1870, confirme les analyses historiques de Delphine Beauvois puisqu'il note que les filles publiques se font très souvent arrêtées pour « provocations trop éhontées sur la voie publique ou à leurs fenêtres, pour retard ou manquement à leurs visites ou pour d'autres infractions aux règlements »[520]. Pour sa part, R. Decante souligne le fait que les femmes qui sont arrêtées pour contravention au règlement sanitaire le sont davantage dans le but d'être punies pour violation des règles qu'en raison de mesures de santé. Selon lui, les registres du dépôt n'indiquent que très rarement l'envoi de la détenue au dispensaire, bien que l'objet du règlementarisme soit la protection sanitaire[521].

---

les cafés, cabarets et débits de boissons, Montmédy, Pierrot, 1895, 29 p. et Alain Corbin, *Les Filles de noces..., op. cit.*, troisième partie.

[518]Cette injonction ne devait pas être suffisamment respectée pour l'administration puisqu'une circulaire du 10 février 1841 rappelle aux agents qu'en dépit de leur incapacité à empêcher les femmes publiques de se trouver dans la rue pendant la journée, ils doivent se borner à prévenir toutes les atteintes aux mœurs et à la tranquillité publique. Cependant l'interdiction de sortir avant l'allumage des réverbères figure toujours dans le règlement en vigueur dans les années 1870.

[519]Il faut noter cependant que le délit le plus fréquemment commis par les prostituées est le vol à l'étalage qui constitue 40,63 % des arrestations enregistrées au Dépôt. Delphine Beauvois, *La Criminalité féminine enregistrée au Dépôt de la Préfecture de police de Paris sous le Second Empire, (1853-1869)*, mémoire de maîtrise d'histoire contemporaine, sous la direction de Dominique Kalifa, université de Paris VII, 1999, 185 p.

[520]Auguste Corlieu, *La Prostitution à Paris*, Paris, Baillière, 1887, p. 81.

[521] *La Lutte contre la prostitution ..., op. cit.*

* La domestication de la sexualité : la maison de tolérance et l'interdiction du préservatif

À la suite de ces considérations, on peut postuler que la réglementation a pour but de domestiquer[522] les pratiques sexuelles extra-conjugales. De plus est-il possible d'ajouter que les médecins règlementaristes participent à cet effort en insistant, dans leurs traités, sur les effets pernicieux, voire mortels, du spasme vénérien et sur l'importance de la modération dans les rapports sexuels. Ils s'accordent tous pour recommander une jouissance brève et répétée sans excès[523], tel que le fait par exemple le docteur Monin, qui considère que la continence vaut mieux que les excès, mais recommande cependant un « coït régulier [un rythme de cinq fois par semaine lui semble convenable] [qui est] nécessaire à l'homme, pour son équilibre organique »[524].

Les médecins condamnent d'une façon générale les extravagances érotiques et exigent le strict minimum nécessaire à la procréation. Dans la lignée de ces conceptions, la maison close[525] est présentée par les règlementaristes comme le parangon de l'hygiène sociale puisqu'elle permet un assouvissement rapide et salubre des désirs sexuels, soit, selon les termes d'Alain Corbin « la compression des excès prolétariens en matière sexuelle [qui] se traduit, au dire même de Parent-Duchâtelet, par une perte de spontanéité du geste et du verbe »[526]. Cette domestication des conduites sexuelles luit paraît essentielle en ce qu'elle accompagne et même, semble-t-il, précède l'atténuation de la violence diffuse au sein du

---

[522]Nous entendons par là une limitation spatiale de la sexualité à l'espace privé (domestique) et l'atténuation, voire la disparition, de toute manifestation érotique (domestication des instincts bestiaux).

[523]Alain Corbin, *L'Harmonie des plaisirs. Les manières de jouir du siècle des Lumières à l'avènement de la sexologie*, Paris, Perrin, p. 70-74, 90 et 148.

[524]Ernest Monin, *L'Hygiène des sexes*, Paris, O. Doin, 1890, p. 26. En sus des raisons morales le docteur Monin considère que « le sperme est une goutte de cerveau. C'est pourquoi son effusion réitérée use les facultés cérébrales », *id.*, p. 49.

[525]Les maisons closes sont ouvertes, officiellement, le 12 octobre 1804 par le Préfet de police Dubois.

[526]Alain Corbin, *Les Filles de noces..., op. cit.*, p. 32.

prolétariat, processus qui recouvre tout le XIXème siècle. Voici ce qu'écrit Alain Corbin au sujet de la maison de tolérance :

« En ce qu'il est transparence, le bordel, c'est d'une certaine façon, l'anti-bouge, l'anti-taudis. Certes, il est bien l'exutoire du trop-plein sexuel [...] mais il manifeste en même temps l'interdiction de la sexualité de groupe, la condamnation de la promiscuité ; il reflète à sa manière l'intimité bourgeoise en ce que, selon les règlements, à chaque couple est assignée une chambre »[527].

Les volontés moralisatrices qui sous-tendent le règlement de la prostitution expliquent les résistances institutionnelles rencontrées par les rares promoteurs des méthodes de préservation des maladies vénériennes[528], tel qu'en témoigne le rapport de la Commission spéciale pour la répression de la prostitution. Celle-ci vote, lors de la séance du 17 juin 1829 :

« Le rejet des demandes faites par plusieurs personnes d'être autorisées à faire dans des maisons de débauche, sous la surveillance de l'administration, l'essai de préservatifs contre le mal vénérien qu'elles disent avoir découvert »[529].

D'ailleurs, le rejet est constant jusqu'à la moitié du siècle en raison de la croyance dominante selon laquelle ni la police, ni la médecine ne doivent interdire aux fauteurs de fauter, cependant qu'elles ne doivent pas non plus les y encourager en les protégeant des risques inhérents à la sexualité extra-conjugale. C'est ce dont témoigne le docteur Jeannel, pharmacien-inspecteur et ex-médecin en chef du dispensaire de salubrité de Bordeaux, quand il affirme que « les engins destinés à protéger physiquement l'organe viril contre la possibilité de la contagion [...] sont contre nature [en ce qu'ils] font obstacle au but de l'acte génital »[530], ce en quoi ils sont intolérables.

À partir du Second Empire les vertus des préservatifs

---

[527]*Id.*, p. 127.

[528]Sur ce sujet, voir l'ouvrage d'Alain Corbin *Le Temps, le désir et l'horreur : essais sur le XIXème siècle*, Paris, Aubier, 1991, 244 p.

[529]APP, DB 228 : Service des mœurs. Ces préservatifs consistent en l'utilisation de chlorure de chaux en injection et de lotions.

[530]Julien François Jeannel, *De la Prostitution ..., op. cit.*, p. 517.

chimiques (solutions et injections vaginales) commencent d'être vantées par la majorité des médecins, à la différence des préservatifs mécaniques (condom, éponges et bouchons de liège) qui subissent jusqu'au début du siècle suivant les foudres du clergé catholique[531] et de nombreux médecins réactionnaires. Le docteur Martineau écrit par exemple en 1885 : « je laisse de côté, on le voit, les moyens préservatifs, conseillés par les médecins, pour éviter la contagion lors des rapports sexuels »[532], pour se contenter de promouvoir le seul moyen moralement acceptable selon lui, qui réside dans la surveillance des personnes susceptibles de transmettre les maladies vénériennes, en l'occurrence les prostituées.

La visite sanitaire obligatoire comme moyen de réappropriation du corps des prostituées par les médecins

* La violence d'une visite sanitaire obligatoire

L'élément le plus important du règlement, nous l'avons déjà dit, réside dans la visite sanitaire obligatoire au dispensaire de salubrité de la ville de Paris[533]. Cette visite consiste en l'examen

---

[531]Un bref du pape condamne l'invention du préservatif mécanique dès 1826 « parce qu'elle entrave les décrets de la Providence, qui a voulu punir les créatures par où elles avaient péché », *id.*, p. 517.

[532]Louis Martineau, *La Prostitution clandestine*, Paris, Delahaye, 1885, p. 173.

[533] Le dispensaire, qui est à l'origine une simple salle de santé, est créé le 21 mai 1808 rue Croix-des-Petits-Champs. À la même période, sur l'initiative du Préfet Debelleyme, la visite hebdomadaire dans les maisons de tolérance et les deux visites mensuelles pour les isolées sont rendues obligatoires. Le 1er octobre 1843, le local est transféré dans les bâtiments de la Préfecture de police, à proximité du dépôt sur le quai de l'Horloge. Cette salle est détruite par l'incendie de 1871 et reconstruite au même endroit sur une plus grande superficie. Au début du XXème siècle (vraisemblablement en 1905) le dispensaire est à nouveau transféré au 107 bis du Faubourg Saint-Denis et prend le nom de Dispensaire Toussaint-Barthélémy. Thuy-Lan Dao, *La Prostitution à Paris de 1871 à 1914 : étude juridique et étude sociologique*, thèse de Doctorat en droit, Paris, 2003, 2 t., 245 p et 608 p.

de la bouche, de la gorge, de la vulve, du vagin, de l'anus, des ganglions inguinaux et de la peau des femmes vénales[534]. Elle incarne pour les abolitionnistes la mesure la plus abjecte de celles qui sont imposées aux filles soumises. La féministe abolitionniste Josephine Butler parle à ce sujet de « dernière ignominie » et « d'obligation diabolique » inventée par la Préfecture[535], tandis que son disciple Yves Guyot affirme que « lorsqu'il s'agit de la police, oh ! Alors elle a la liberté du viol », en d'autres termes elle est autorisée à prendre une femme, à l'amener au dispensaire et à « user contre elle de toutes les violences et de tous les mauvais traitements »[536]. Le docteur Mireur soutient également que ces visites sont « prodigieusement attentatoires à la dignité humaine », et prétend se révolter contre une « pareille flétrissure », tout en continuant cependant de les considérer comme nécessaires[537].

Les médecins qui travaillent au dispensaire supposent au contraire que la visite obligatoire ne peut être, pour des femmes qui font profession de la débauche, rien d'autre qu'une banale formalité, puisque celles-ci sont supposées avoir abandonné tout sentiment de pudeur. C'est pourquoi les consultations au dispensaire se passent généralement dans le chaos le plus complet, dans l'irrespect total de l'intimité des patientes et souvent avec brutalité. La croyance dans l'immoralité des prostituées semble être couramment partagée par la plupart des médecins ; le Docteur Reuss, par exemple, n'admet pas que « tout sentiment moral » ne soit pas éteint chez ces « créatures dévoyées » et que l'on doive « procéder à l'examen avec modestie, afin de ne pas froisser un reste de pudeur qui peut subsister »[538]. Il faut préciser que les médecins font des photos et des dessins des organes sexuels des femmes et les exhibent « en exemple de maladies vénériennes devant un auditoire ». Ce qui a pour effet de faire rougir même « les plus éhontées » au

---

[534]Louis Reuss, *La Prostitution..., op. cit.,* p. 146.

[535] Josephine Butler, *Une Voix dans le désert*, Neuchâtel, 1876 (2e édition), p. 10 et 12.

[536]Yves Guyot, *La Prostitution. Étude de physiologie sociale*, Paris, Charepentier, 1883 (1882), p. 302.

[537] Hippolyte Mireur, *La Syphilis et la prostitution dans leurs rapports avec l'hygiène, la morale et la loi*, Paris, Masson, 1888 (2de édition), p. 299.

[538]Louis Reuss, *La Prostitution.., op. cit.,* p. 312.

grand étonnement d'Alexandre Jean-Baptiste Parent-Duchâtelet[539]. Cet auteur relate également, comme une curiosité, que la survenue d'un étranger dans le vestiaire du dépôt de la préfecture entraîne les prostituées à « se couvrir ou à croiser [leurs] bras sur leur poitrine »[540].

Le fait que certaines filles soumises s'arrangent pour venir au dispensaire aux heures où elles sont sûres de trouver le docteur qu'elles connaissent et qu'elles préfèrent confirme que la visite n'est pas anodine et sans conséquence pour elles. Au surplus, les termes employés par les prostituées pour la décrire montrent à quel point celle-ci est jugée gênante et désagréable : ainsi le speculum est-il appelé « pénis du Gouvernement », la contrainte hebdomadaire à l'examen sanitaire la « loi de la visite »[541], et le dispensaire « Montre-tout »[542]. En outre, l'historienne Christelle Taraud explique dans son étude sur la prostitution coloniale « que la visite est [...] perçue, par les filles, comme un élément déterminant de leur déshumanisation et de leur stigmatisation ». Elle cite les propos de Germaine Aziz, une personne qui a travaillé en tant que prostituée dans des maisons de tolérance coloniales, qui, même s'ils portent sur les années 1950, nous semblent valables pour notre période :

« Dans cette petite pièce, à peine propre, où rôde une vague odeur d'hôpital, c'est un étalage de vagins béants, de chairs offertes dans leur nudité la plus crue sous les yeux d'un médecin indifférent, aux gestes machinaux, il n'a pas un regard pour le visage de cette femme écartelée sur les étriers. Au bordel, il nous reste un prénom, un signe particulier, un surnom, ici nous ne sommes que des sexes ».[543]

* Science, genre et pouvoir

La consultation au dispensaire institue un rapport de pouvoir

---

[539]A.J.-B. Parent-Duchâtelet, *De la Prostitution..., op. cit.,* t. 1, p. 114.
[540]A.J.-B. Parent-Duchâtelet, *De la Prostitution..., op. cit.,* t. 1 p. 113.
[541]Terme utilisé par les filles soumises en 1891 à Tunis selon Christelle Taraud, *La Prostitution coloniale. Algérie, Tunisie, Maroc, 1830-1962,* Paris, Payot, 2003, p. 255.
[542]Alain Corbin, *Les Filles de noces..., op. cit.*, p. 134.
[543]Germaine Aziz, *Les Chambres closes*, Paris, Stock, 1980, p. 90.

entre le médecin et la patiente, lequel est déséquilibré au profit du premier, en ce que celui-ci appartient à la classe dominante (d'un point de vue du genre et de la société) et qu'il possède le savoir[544]. En raison du fait que les membres de la classe des hommes s'opposent à l'affranchissement des prostituées, comme nous l'avons étudié dans la deuxième partie, on peut avancer l'hypothèse selon laquelle l'institution d'une visite gynécologique obligatoire pour les femmes vénales constitue un moyen pour les hommes d'avoir accès à elles, de les contraindre et de les punir pour la liberté dont elles semblent jouir. Dans ce cadre théorique, Christelle Taraud parle, au sujet du règlementarisme en Algérie française, d'une « appropriation symbolique des corps » des femmes indigènes par les médecins blancs travaillant pour l'administration française, qui « peut être perçue comme une forme particulièrement retorse et violente de la domination masculine et coloniale »[545].

L'on peut illustrer notre propos, s'agissant du contexte métropolitain, grâce aux deux eaux-fortes réalisées par le dessinateur-graveur belge Félicien Rops dans les années 1870. La première est intitulée *Spéculum* et date de 1873. Elle représente un médecin en redingote noire qui tourne le dos au spectateur et qui se trouve entre les cuisses de sa patiente. On ne distingue de celle-ci que les jambes et les bras écartés qui émergent d'un bouillon de jupons affriolants. En ce que cette image évoque (pour des critères stylistiques) les gravures érotiques vendues sous le manteau pendant la monarchie de Juillet[546], il est possible de penser que le but poursuivi par

[544]Michel Foucault postule qu'il y a pouvoir dès lors qu'il y a savoir, en l'occurrence, le savoir accumulé par les médecins et la Préfecture de police sur les prostituées constitue un dispositif de pouvoir dont les applications institutionnalisées et omniprésentes permettent la mise en place d'un système de coercition puissant et efficace de ce groupe de personnes, *La volonté de savoir*, t.1 de *l'Histoire de la sexualité*, Saint-Amand, Gallimard, 2006 (1976), p. 123.

[545]Christelle Taraud, *Mauresques. Femmes orientales dans la photographie coloniale 1860-1910*, Paris, Albin Michel, 2003, p. 6.

[546]Voir : Hollis Clayson, *Painted Love. Prostitution in French Art of the Impressionist Era*, Los Angeles, J. Paul Getty Trust, 2003 (1991), XIX-201 p. ; Emmanuel Pernoud, *Le Bordel en peinture : l'art contre le goût*, Paris, A. Biro, 2001, 143 p. ; Romi, *Maisons closes dans l'histoire, l'art, la littérature et les mœurs*, 2 vol., Paris, Serg, 1965,

l'artiste était la mise en doute des motivations sanitaires des médecins et du caractère scientifique des consultations médicales[547]. La seconde image est plus cynique et critique encore à l'égard des hommes de science. Cette eau-forte, intitulée *Médecine expérimentale*, donne à voir un vieux savant occupé à ausculter une truie suspendue et immobilisée par des lanières. La position fâcheuse de l'animal permet au savant de « se livrer sur lui à une expérience chirurgicale audacieuse », selon les mots de Félicien Rops, soit de le sodomiser. La phrase « Ne faites pas aux truies ce que vous ne voudriez pas qu'on vous fît ! » qui figure en exergue de l'image confirme l'intention du graveur de dénoncer les abus de pouvoir des médecins et le manque de respect dont ils font preuve à l'égard des femmes publiques.

II- Enfermer et soigner : les thérapeutiques de la Salpêtrière

L'oisiveté est mère de tous les vices.

* La tentation de l'oisiveté.

Une des caractéristiques les plus souvent attribuées aux femmes vénales est la paresse. En effet, comme nous avons déjà eu l'occasion de le dire, la prostitution est perçue comme une activité lucrative qui ne demande aucun effort et aucun savoir-faire. Il n'est pas ici question de discuter la pertinence de cette conception, mais de considérer ses implications et ses conséquences. Par exemple, le fait que les médecins définissent

---

309-240 p.

[547]Une note d'A.J.-B Parent-Duchâtelet permet de supposer que ces préoccupations ne concernent pas que l'artiste Félicien Rops. Ce médecin précise que les hommes qui veulent être engagés au dispensaire doivent être mûrs, mariés et témoigner d'« une moralité bien connue et à l'épreuve de toute enquête » pour ce qu'ils sont en permanence confrontés aux postures lubriques et aux attitudes tentatrices de leurs patientes. *De la Prostitution..., op. cit.,* t. 2, p. 94.

les filles publiques par la paresse a pour effet de disqualifier l'activité de celles-ci en la décrivant comme une solution de facilité qui plaît particulièrement aux femmes paresseuses et frivoles. À ce propos, le docteur Commenge, médecin en chef du dispensaire de salubrité, décrit en 1897 les filles publiques comme étant habituées à ne rien faire, à « tendre la main pour acheter des sucreries dont elles raffolent » et des rubans pour satisfaire leur coquetterie, et à avoir l'habitude de l'argent « qui ne coûte aucune peine »[548]. Quant à Pauline Tarnowski, elle soutient en 1889 que les femmes publiques ont « horreur du travail et du moindre exercice », et qu'elles sont paresseuses et nonchalantes[549]. Cette croyance était déjà partagée par Julien François Jeannel en 1863 et le semble toujours en 1912 puisque Levi Vittorio note que 29% (ce chiffre est affirmé de façon péremptoire, sans source ni justification) des personnes qui travaillent comme prostituées doivent leur choix professionnel à la paresse[550].

Tous les auteurs confirment et désapprouvent le fait que les pensionnaires des maisons closes et les courtisanes se couchent et se lèvent tard[551]. En effet le lever tardif s'oppose à un saut du lit de bon matin, motivé par des exigences laborieuses qui empêchent tout soupçon de lascivité[552]. Ainsi le docteur Bizard affirme-t-il en 1934 que « la fille est paresseuse [parce qu'elle] se lève tard » et que « c'est là peut-être le plus grand agrément du métier »[553]. Ce thème est récurrent depuis l'illustre Jean-Baptiste Alexandre Parent-Duchâtelet qui rapportait avec

---

[548]Octave Commenge, *Hygiène sociale. La prostitution clandestine à Paris*, Paris, Scleicher, 1897, p. 3.

[549]Pauline Tarnowski, *Étude anthropométrique sur les prostituées et des voleuses*, Paris, Progrès médical, 1889, p. 68.

[550]Vittorio Levi, *La Prostitution chez la Femme et la Traite des Blanches*, conférence faite à Delphes le 28 mai 1912, Naples, Castiglione, 1912, 124 p.

[551]Sur l'émergence d'une revendication au sommeil matinal, voir l'ouvrage de Simone Delattre, *Les Douze heures noires..., op. cit.*, p. 191.

[552]Les médecins recommandent, pour prévenir la survenue d'idées vicieuses et de la pratique de l'onanisme, de quitter le lit dès le réveil. Voir à ce sujet l'ouvrage d'Alain Corbin, *L'Harmonie des plaisirs. Les manières de jouir du siècle des Lumières à l'avènement de la sexologie*, Paris, Perrin, 542 p.

[553]Léon Bizard, *La Vie ..., op. cit.*, p. 97.

mépris en 1836 que :

« Quelques filles [...] ne reçoivent que de dix heures du matin à quatre heures de l'après-midi ; passé ce temps elles ferment leur porte et courent toute la soirée, avec leurs amants particuliers, les bals et les spectacles »[554].

Ce mode de vie, digne d'une femme du monde, semble anormal et choquant aux yeux des médecins lorsqu'il est celui d'une prostituée populaire dont les homologues travaillent plus de 10 heures par jour.

* Condamnation morale de l'oisiveté et mise au travail normalisante

À ce propos, l'historien André Gueslin, qui a étudié la figure du pauvre au XIXème siècle,[555] a montré que le seul moyen pour les membres des classes laborieuses d'être respectable consiste dans un lever matinal et bref ayant pour but d'aller à l'usine pour y travailler consciencieusement, puis à revenir de celle-ci, sans s'arrêter au cabaret (par souci de tempérance et d'économie), pour s'occuper de son foyer modeste et se coucher de bonne heure. Selon ces croyances, les personnes qui ne correspondent pas à ce modèle sont suspectées d'oisiveté et, partant, d'immoralité[556].

André Gueslin considère que le travail agit comme un instrument de « normalisation » des individus[557] dans la société française moderne. Si l'on en croit Michel Foucault à ce sujet, le

---

[554]A.J.-B. Parent-Duchâtelet, *De la Prostitution..., op. cit.*, t. 1, p. 125.

[555]André Gueslin, *Gens pauvres. Pauvres gens dans la France du XIXème siècle*, Paris, Aubier, 1998, 287 p.

[556]Le roman *Germinal* d'Émile Zola illustre parfaitement cette appréhension des ouvriers. Lorsqu'ils vont docilement à la mine le directeur les flatte hypocritement et les traite « comme ses enfants ». Ce n'est que lorsque ces derniers se mettent en grève et cessent de descendre au charbon que les préjugés classistes du directeur se déploient progressivement, depuis la peur d'être pillé jusqu'à l'expression de son dégoût pour la saleté et les corps contrefaits des mineurs.

[557]*Id.*, p. 113.

rapport à la pauvreté s'est modifié avec la fin de l'Ancien Régime, en ce que l'image admirable de l'ascète miséreux a disparu pour laisser place à celle du pauvre affamé, voleur et criminel, dont l'absence de ressource trouve sa source non pas dans un choix plein d'humilité mais dans la paresse et l'égoïsme moralement blâmables[558]. L'anthropologue Émile Laurent illustre bien notre propos puisqu'il exige en 1890 que les personnes âgées de 18 à 25 ans qui ne travaillent pas soient considérées comme dangereuses et soient envoyées dans une armée coloniale, pour la raison que les statistiques « montrent que plus un peuple est paresseux, plus il renferme de criminels »[559].

De surcroît, Michel Foucault explique dans l'*Histoire de la folie à l'âge classique* que le rapport à la folie qui se met en place au XVIIème siècle et s'institutionnalise avec la loi de 1838, témoigne d'une :

« Nouvelle sensibilité à la misère et aux devoirs de l'assistance, de nouvelles formes de réaction devant les problèmes économiques du chômage et de l'oisiveté, d'une nouvelle éthique du travail, et le rêve aussi d'une cité ou l'obligation morale rejoindrait la loi civile, sous les formes autoritaires de la contrainte »[560].

En raison de ces croyances, l'imposition d'une activité pénible et laborieuse est perçue comme un moyen d'expier son immoralité, de réintégrer la société et de faire preuve d'humilité. Aussi les gouvernements, dès la fin du XVIIIème siècle, n'entendent-ils plus assister gracieusement celles et ceux qu'ils considèrent comme des fainéant·e·s et des nuisibles. Dans cette perspective, les lieux d'assistance et/ou d'enfermement (les hôpitaux, les prisons, et les asiles) se dotent progressivement d'ateliers et de manufactures censés moraliser les internes et rentabiliser leur prise en charge. Dans cette visée, l'hôpital-prison Saint-Lazare impose, à l'initiative de Paganel le 25

---

[558]Michel Foucault, *Histoire de la folie à l'âge classique*, Paris, Gallimard, 1972, p. 84.
[559]Émile Laurent, *Les Habitués des prisons de Paris. Étude d'anthropologie et de psychologie criminelles*, Paris, Masson, 1890, p. IX-X.
[560]Michel Foucault, *Histoire de la folie ..., op. cit.*, p. 80.

Frimaire An III (15 décembre 1794), des travaux de lingerie, de broderie, de tressage des cheveux et de filature de laine et de coton à ses prisonnières ; se conformant à l'adage fameux selon lequel « l'oisiveté est mère de tous les vices »[561]. Toujours selon cette croyance, Jules Baillarger insiste en 1878 sur le rôle hautement bénéfique de l'introduction du travail agricole dans les asiles et sur la « bienfaisante influence sur l'esprit et le corps » de celui-ci, qui aurait même une large part dans « la guérison d'un grand nombre de malades »[562].

* La psychiatrisation de la pauvreté

Étienne Esquirol affirme que les patientes soignées à la Salpêtrière sont généralement pauvres et que leurs soins sont pris en charge par l'Assistance publique[563], tandis que les femmes riches sont soignées dans des cliniques privées et payantes qui dispensent des soins beaucoup plus délicats que ceux des asiles publics. En outre, Michel Foucault a montré, dans son *Histoire de la folie à l'âge classique,* que la Salpêtrière est créée en 1656 pour servir d'hospice pour les mendiant·e·s et les vagabond·e·s[564]. On constate de fait la subsistance de ce

---

[561]Léon Bizard et Jane Chaperon, *Histoire de la prison Saint-Lazare. Du Moyen-Âge à nos jours*, Paris, Boccard, 1925, p. 284.

[562]Jules Baillarger, *Discours prononcé à la séance d'ouverture, Congrès international de médecine mentale*, Paris, Donnaud, 1878, p. 7. Maxime du Camp confirme l'application des demandes de réformes formulées par le docteur Baillarger lorsqu'il écrit en 1884 que les pensionnaires de la Salpêtrière « besognent pour gagner quatre ou cinq sous par jour » et que cet asile réalise le blanchissage d'une partie des hôpitaux de Paris, *Paris. Ses organes, ses fonctions, sa vie. Dans la seconde moitié du XIXe siècle*, t. 4, Paris, Hachette, 1884 (7e édition), p. 260.

[563]En effet, le soin des nécessiteux·ses se fait en contrepartie de la perte de leur liberté au profit de l'établissement : « l'internement est ainsi deux fois justifié, dans une indissociable équivoque, à titre de bienfait et à titre de châtiment », Michel Foucault, *Histoire de la folie..., op. cit.,* p. 87. Les hôpitaux, asiles et hospices du XIXème siècle sont d'ailleurs destinés aux couches défavorisées de la population, les plus riches ayant la possibilité de se faire soigner à domicile ou dans le cabinet d'un médecin. Sur ce thème, se référer à l'ouvrage de Jacques Léonard, *La Médecine entre les savoirs ..., op. cit.,* p. 134.

[564]Les deux établissements de l'Hôpital général, la Salpêtrière et

principe au XIXème siècle puisque l'institution continue de recevoir des indigent·e·s et des assisté·e·s durant toute la période qui nous intéresse, soit de 1850 à 1914.

Les aliénistes justifient la mise en place du travail dans les établissements hospitaliers par les effets bénéfiques du labeur sur la moralité des personnes sujettes à un enfermement. En effet, les médecins décrivent l'action thérapeutique de la « discipline douce et ferme, [des] habitudes d'ordre et de régularité, [du] travail agricole » sur l'esprit déréglé des aliéné·e·s[565]. Toutefois, l'historienne Yannick Ripa explique que l'indigence est constituée en symptôme psychiatrique, afin de justifier les internements psychiatriques des personnes pauvres qui viennent pallier l'absence de structure d'assistance dans la France du XIXème siècle[566]. Et, de fait les registres d'observations médicales de la Salpêtrière mettent toujours en exergue l'absence de travail comme un critère d'aliénation, et au contraire, la mise au travail comme un signe de rétablissement imminent. Par exemple, Marie Louise Étiembre, une fille publique entrée le 11 février 1873 à la Salpêtrière à cause d'un « affaiblissement intellectuel », de son apathie, de son alcoolisme et de son « incapacité à travailler », commence d'aller mieux dès la première quinzaine de son internement pour ce qu'elle est tranquille et laborieuse et elle sort un mois après son entrée, le 11 mars 1873[567].

Bicêtre, sont affectés aux individus « de tous sexes, lieux et âges, de quelque qualité et naissance, et en quelque état qu'ils puissent être, valides ou invalides, malades ou convalescents, curables ou incurables », édit de 1656, article XI. Michel Foucault, *Histoire de la folie..., op. cit.*

[565]Jules Baillarger, *Discours prononcé..., op. cit.*, p. 9.

[566]Yannick Ripa, *La Ronde des folles..., op. cit.*, p. 18.

[567]AP-HP, 1Q2/175 : Registres d'entrées de la Salpêtrière, 1873-1876 ; 6R/85 : Registre d'observations médicales de la Salpêtrière, 1873-1876.

L'isolement thérapeutique

* la pratique de l'isolement

Comme nous l'avons vu plus haut, les aliéné·e·s doivent être, pour leur bien et celui de la société, enfermé·e·s dans des asiles « contre [leur] propre volonté [...] dans les conditions nécessaires à [leur] guérison »[568]. Il s'agit à présent de s'intéresser aux vertus thérapeutiques de l'enfermement psychiatrique qui détermine l'isolement des malades. Le concept d'isolement est établi par l'aliéniste Esquirol et consiste dans la soustraction des personnes aliénées à leurs habitudes, à leurs familles et à leurs ami·e·s. Il est « le moyen le plus énergique et ordinairement le plus utile, pour combattre les maladies mentales »[569] selon ce médecin. En effet, le principe de la médecine des aliénistes réside dans la croyance que « le milieu familial est absolument incompatible avec la gestion de toute action thérapeutique » en ce qu'il véhicule des rapports de pouvoir (une mère qui tyrannise ses enfants, un père qui bat son fils, ou encore un mari qui trompe son épouse) qui alimentent la folie[570]. C'est pourquoi la rupture avec la structure familiale est nécessaire pour permettre la guérison qui ne peut passer que par l'isolement, lequel constitue « dans la plupart des cas [...] un grand moyen de traitement »[571].

---

[568]Docteur Baudin, « De l'internement... », *op. cit.,* p. 193.

[569]Étienne Esquirol, *Aliénation mentale. Des illusions chez les aliénés. Question médico-légale sur l'isolement des aliénés,* Paris, chez Paul Renouard, 1832, p. 31 et 71. Cette croyance subsiste dans les années 1870, comme l'atteste l'article « Manie » du *Dictionnaire encyclopédique des sciences médicales* précise que « la *séquestration* et l'*isolement* sont des moyens thérapeutiques de première nécessité dans la période aiguë de la manie, et généralement pour tous les maniaques agités et violents », « Manie... », *Op. cit.*, p. 551.

[570]Michel Foucault, *Le Pouvoir psychiatrique.., op. cit.,* p. 99. À ce propos Esquirol rapporte de nombreux cas de rechutes graves provoquées chez ses patient·e·s par la vue d'un membre de leurs famille, Étienne Esquirol, *Aliénation mentale..., op. cit.* Tandis que le docteur Legrand du Saulle soutient que l'isolement des hystériques est parfois incontournable en ce que le rapport de celles-ci avec leur mère est néfaste pour l'avancement de la guérison. Henri Legrand du Saulle, *Les Hystériques..., op. cit.,* chapitre : Les traitements.

[571]Legrand du Saulle, *Le Délire des persécutions*, Paris, Plon, 1871, p. 460. L'article « Monomanie » du *Dictionnaire encyclopédique des*

Selon Michel Foucault l'hôpital psychiatrique fonctionne comme « une machine à guérir » dont l'efficacité réside dans la capacité à exercer et distribuer le pouvoir selon le principe philosophique et architectural du *Panopticon* de l'ingénieur naval Samuel Bentham et de son frère Jeremy Bentham[572]. Ce modèle d'architecture industriel et carcéral est tout d'abord une maison d'inspection, conçue pour optimiser la surveillance et le contrôle de la production des ouvriers dans une cité-usine à la fin du XVIIIème siècle[573]. La structure du bâtiment est formée de deux anneaux concentriques qui contiennent en leur centre un mirador autour duquel se distribuent, de façon radiale, une série de cellules. Chaque cellule, qui est occupée par un ouvrier, est percée de deux fenêtres : l'une vers l'extérieur pour laisser entrer la lumière, l'autre tournée vers la tour de contrôle. Cette structure-type est celle qui est appliquée dans les chambres d'asiles, sous forme de pavillon à un seul niveau, et se présente comme suit : la porte de la chambre qui donne sur le couloir est percée d'un hublot qui permet de voir ce que fait l'interné·e ; la porte vitrée qui donne sur l'extérieur se trouve dans le champ de vision du hublot de la porte intérieure pour permettre aux médecins d'observer la façon dont l'aliéné·e regarde à l'extérieur.

Michel Foucault parle à ce sujet d'« emboîtement spatial des surveillances hiérarchisées »[574], ce dispositif permettant de tout voir en permanence, ou de donner l'impression aux personnes aliénées qu'elles subissent une surveillance de tous les instants, dans le but de les dissuader de manifester leur folie[575]. En effet, Maxime du Camp rapporte qu'à l'asile Sainte-Anne aucune porte ni aucune fenêtre ne peut être ouverte sans un passe-partout scrupuleusement conservé par un·e surveillant·e :

---

sciences médicales contient encore en 1875 la référence à l'isolement comme unique traitement à cette maladie, *op. cit.*, p. 164.

[572] Voir à ce sujet : Jeremy Bentham, *The Panopticon Writings,* dir. Miran Bozovic, Londres, Verso, 1995, p. 29-95.

[573] Le *panopticon* est à l'origine une commande du prince russe Grigori Potemkin. Voir à ce sujet Beatriz Preciado, *Testo junkie. Sexe, drogue et politique*, Paris, Grasset, 2008, p. 158.

[574] Michel Foucault, *Surveiller et punir. Naissance de la prison*, Paris, Gallimard, 1975, p. 202.

[575] Michel Foucault, *Le Pouvoir psychiatrique.., op. cit.*, p. 104.

« Le jour les aliénés vivent littéralement sous l'œil de leurs gardiens ; la nuit, ceux-ci ne sont séparés d'eux que par un grillage qui leur permet de constater tout ce qu'ils font »[576].

* Isolement ou séquestration ?

Des critiques de la pratique de l'isolement thérapeutique émanent du monde médical à partir des années 1860[577], en dépit des affirmations du docteur Legrand du Saulle qui précise « qu'il faut se bien garder de confondre, comme on le faisait autrefois, la séquestration avec l'incarcération » et qui assure qu'on ne séquestre pas les personnes aliénées pour leur infliger une peine, mais bien à titre de bénéfice social et thérapeutique[578]. *A contrario*, l'historien Jacques Léonard considère que les asiles et les hôpitaux du XIXème siècle « se dégagent mal de leur fonction ancienne de régulateurs sociaux et de leur réputation claustrale, voire carcérale », et estime que ces « énormes caravansérails du malheur [...] font figure de monstres » en accueillant, bien plus que leurs locaux ne le permettent ; des milliers de patient·e·s dans des conditions sordides[579]. Selon lui, c'est ce qu'il faut voir comme un cousinage infondé entre l'aliénation et la délinquance qui « empêche de considérer les aliénés comme des malades ordinaires » et qui pousse les psychiatres à les séquestrer comme des criminel·le·s[580].

Face aux accusations qui accablent l'institution asilaire et la loi de 1838 (que nous avons vues dans la première partie), les

---

576 Maxime du Camp, *Paris. Ses organes..., op. cit.*, p. 347.
577 Pierre Morel et Claude Quétel, *Les Médecines de la folie*, Paris, Hachette, 1985, 285 p.
578 Legrand du Saulle, *Le Délire ..., op. cit.*, p. 460.
579 Jacques Léonard, *La Médecine entre les savoirs et les pouvoirs*, Paris, Aubier, 1981, p. 99. Maxime du Camp rapporte par exemple que l'épidémie de choléra de 1849 a provoqué la mort de plus d'un quart de la population soignée à la Salpêtrière à cause de la promiscuité et de l'insalubrité de cet asile, *Paris. Ses organes..., op. cit.*, p. 260. Les recherches de Yannick Ripa montrent également que cet établissement manque cruellement de confort et de propreté. *La Ronde des folles..., op. cit.*, p. 18-20.
580 *Id.*, p. 100.

défenseurs du système psychiatrique n'hésitent pas à utiliser des termes élogieux pour décrire les « bâtiments spacieux, pleins d'air et de lumière » qui ont replacé les « réduits obscurs et humides »[581] du premier XIXème siècle et à affirmer que « la vie de la Salpêtrière reflète de magnifiques pages d'histoire de Paris et de la médecine »[582]. Dans le développement qui va suivre, nous verrons que le type de « soins » réservés aux patientes traitées à la Salpêtrière ne correspond pas à la description laudative donnée par le docteur Baillarger qui laisserait penser que les méthodes de traitement de la folie se seraient améliorées et qu'elles seraient accompagnées de la suppression « presque complète des moyens de contentions »[583].

Soigner sans guérir : les remèdes à la folie

Nous avons vu que l'isolement constitue le soin central et nécessaire du traitement de la folie, mais il est toujours accompagné par un traitement chimique (principalement des drogues sédatives, des lavements et purgatifs, et un régime alimentaire adapté[584]), par un traitement moral (qui consiste à produire des impressions fortes et effrayantes chez les malades par le biais de mises en scène et d'instruments de torture), et parfois par des moyens mécaniques (les instruments de contention, l'hydrothérapie et l'électrothérapie). Ces pratiques font assez peu l'objet d'écrits théoriques (à l'exception de l'hydrothérapie dont les méthodes, les effets et les risques sont

---

[581]Jules Baillarger, *Discours prononcé..., op. cit.*, p. 7.

[582]*Trois siècles d'histoire hospitalière. La Salpêtrière*, cat. expo., Paris, L'expansion scientifique, 1958, p. 3.

[583]Jules Baillarger, *Discours prononcé.., op. cit.*, p. 7.

[584]Le docteur Henri Damaye affirme en 1914-1915 que le traitement des psychoses « ne peut s'effectuer sans une alimentation réconfortante ». Il recommande ainsi les traitements à base d'une surconsommation de viande crue, de lait et d'œufs crus. Il précise également qu'un de ses collègues à la Salpêtrière soigne des personnes délirantes par le repos au lit en isolement et l'absorption de 4 litres de lait par jour ! Henri Damaye, « Thérapeutique. Comment on peut actuellement traiter les malades mentales », *Annales médico-psychologiques*, Paris, Masson, 10e série, t. 72, 1914-1915, p. 572.

discutés par les médecins), ce en quoi elles restent très imprécises et expérimentales jusqu'au XXème siècle, malgré tous les progrès réalisés ; comme l'exprime la citation suivante formulée par Pierre Morel et Claude Quétel :

« L'idée qui prévaut encore au siècle de Pinel et d'Esquirol, c'est que le peu d'efficacité des thérapeutiques ordinaires chez les malades mentaux autorise à essayer des moyens extraordinaires »[585].

* Le traitement chimique : calmer et évacuer la folie

Comme nous l'avons dit plus haut, les personnes aliénées se distinguent par l'agitation dangereuse qu'elles manifestent, ce qui explique la très grande utilisation de drogues faite dans les asiles[586]. Les substances les plus utilisées sont l'opium (utilisé depuis le XVIIIème siècle sous forme de poudre ou de sirop appelé laudanum) ; l'éther ; le chloroforme ; le datura ; la jusquiame ; la belladone ; le camphre pour lutter contre les spasmes ; le quinquina ; et le mercure[587], ces drogues sont également utilisées dans le but de faire des expériences sur les patient·e·s. C'est ainsi le médecin qui soigne Célina Marc..., une jeune fille entrée à la Salpêtrière dans le service du docteur Delasiauve le 9 juin 1867 (en raison de son comportement

---

[585]Pierre Morel et Claude Quétel, *Les Médecines..., op. cit.*, p. 110. L'historien Georges Didi-Huberman constate l'échec de la psychiatrie et estime le taux de guérison a 9,72%. *Invention de l'hystérie. Charcot et l'iconographie photographique de la Salpêtrière*, Paris, Macula, 1982, 303 p.

[586]L'utilisation de la digitale pour ses vertus sédatives, celui de l'opium pour obtenir le sommeil, et celui du chloroforme comme sédatif rapide et complet, serait très utile pour les personnes atteintes de folies alcooliques, « surtout quand on les emprisonne dans la camisole de force », indique l'article « Alcoolisme » du *Dictionnaire encyclopédique des sciences médicales..., op. cit.* p. 615-719. Quant à « l'opium, il agit à la manière d'un véritable spécifique [et] peut être administré d'emblée à des doses assez élevées » précise l'article « Manie » du même dictionnaire p. 554.

[587]À l'asile d'Illenau, Krafft-Ebing pratiquerait de 10 à 16 mille injections par an sur les personnes dont il a la charge, « Manie », *Dictionnaire encyclopédique..., op. cit.*, p. 554.

violent, du fait qu'elle aime jouer « au mari et à la femme », de sa fréquentation des femmes de mœurs légères, et de ses crises d'hystérie lubrique[588]), lui administre quotidiennement des drogues pour observer ses réactions. Celui-ci note après avoir fait inhaler 125 grammes d'éther à cette jeune personne : « elle nous a déclaré que, lorsqu'elle revenait à elle, elle éprouvait de violents besoins génésiques [et que] les sensations de cet ordre se perpétuent tant qu'il y a des hommes dans la salle »[589].

Les traitements chimiques peuvent également faire appel aux vomitifs et aux purgatifs qui :

« Sont indiqués au début de la manie, [...] outre leur action directe sur les voies digestives, [parce qu'ils] exercent encore sur les phénomènes circulatoires et sur le système nerveux une influence sédative souvent très salutaire »[590].

À ce propos le docteur Daquin souligne le fait que les aliéné·e·s sont « moins extravagants quand ils ont la diarrhée », et tandis que le docteur Pinel développe l'idée que la constipation détermine souvent le début de la manie[591]. Quant à Esquirol, il soumet les riches patientes soignées dans sa clinique privée à la « diète la plus sévère »[592] en leur donnant des boissons froides et nitrées, de l'eau pure, de la décoction de chiendent ou d'orge, du petit-lait, de l'émulsion d'amande, de l'orangeade et de l'eau de cerise ou de groseille. « Et puis beaucoup de boissons laxatives et de lavements » dans le but de diminuer la violence de leur caractère[593]. L'utilisation des lavements et des vomitifs est parfois accompagnée par des saignées et d'applications de sangsues à l'anus ou à la vulve

---

[588]Bourneville et P. Regnard, *Iconographie photographique de la Salpêtrière*, t. 1, Évreux, Charles Hérissey éditeur, 1876-1880, p. 111.
[589]*Id.*, p. 139. Le traitement de Célina Marc... s'est accompagné de la cautérisation de son vagin au fer rouge. L'usage des thérapeutiques chimiques est toujours pratiqué sur les hystériques si l'on en croit l'ouvrage d'Hippolyte Bernheim, *L'Hystérie*, Paris, O. Doin et fils, 1913, IV-436 p.
[590]« Manie », *Dictionnaire..., op. cit.*, p. 553.
[591]Pierre Morel et Claude Quétel, *Les Médecines.., op. cit.*, Chapitre : drogues et moyens physiques.
[592]Étienne Esquirol, *Des Maladies mentales..., op. cit.*, p. 58-59.
[593]*Ibid.*

conformément à la croyance qui veut que l'aliénation puisse avoir été provoquée par des humeurs corrompues et des menstruations retenues dans le corps.

* Le traitement moral

Lorsque les aliéné·e·s sont calmes et dociles grâce aux drogues qui leur sont administrées, le remède à la folie consiste dans le traitement moral. Celui-ci vise à produire un sentiment de crainte chez les malades, qui ne doit jamais aller jusqu'à la terreur, ce qui en fait un « instrument de guérison difficile à manier habilement [et] qui ne doit jamais être abandonné à des gens ignorants et grossiers ».[594] Ainsi les médecins doivent-ils impressionner les personnes maniaques en leur montrant qu'ils sont plus forts et plus nombreux qu'elles, en les attachant dans une pièce obscure et froide[595] et en utilisant, si elles sont violentes, des instruments propres à déclencher la peur chez elles[596]. Étienne Esquirol pratique par exemple en 1823 l'utilisation d'un cautère sur une jeune femme maniaque âgée de 26 ans et précise qu'« à peine le fer rouge est-il appliqué à la nuque, qu'à ses cris et à son agitation succède un instant de silence ; puis elle verse un torrent de larmes, et depuis lors elle fait chaque jour des progrès vers la guérison »[597].

L'hydrothérapie est l'une des techniques les plus utilisées

---

[594]« Manie », *Dictionnaire..., op. cit.*, p. 556. Il faut en effet beaucoup de savoir-faire, et surtout une imagination cruelle, pour réussir à précipiter son ou sa patient·e dans la mer ou la rivière lors d'une ballade, ou encore pour le ou la renverser dans un baquet rempli d'eau. Ces pratiques, rapportées par Pierre Morel et Claude Quétel, ne survivent pas aux premières décennies du XIXème siècle comme thérapeutiques mais comme punitions et intimidation exclusivement, *Les Médecines.., op. cit.*, p. 110.

[595]Les maniaques sont réputé·e·s avoir une température corporelle plus élevée que la moyenne et, en cela, supporter mieux le froid. Cela pousse les aliénistes à les laisser dormir sur le sol glacial de leur chambre et à ne pas chauffer les établissements en hiver, ce qui a pour conséquence que « les malades souffrent et meurent, si on n'a pas le soin de les garantir des rigueurs de la saison », *Des Maladies mentales..., op. cit.*, p. 27.

[596]Étienne Esquirol, *Des Maladies mentales..., op. cit.*, p. 27-59.

[597]*Id.*, p. 90.

dans le traitement moral en ce qu'elle calme et impressionne les personnes agitées. Elle consiste dans la prise de bains froids ou tièdes pouvant durer plusieurs heures, associée à l'irrigation d'eau froide continue sur la tête du ou de la baigneur·se. Les bains peuvent être également accompagnés de douches exécutées au moyen d'un jet violent et de frictions[598]. Le docteur Marcé précise que cette méthode « est loin d'être exempte de danger » car en contraignant les malades à « des bains de dix-huit heures, on détermine quelquefois un tel état de faiblesse et de prostration, de grands accidents peuvent en résulter, et les sujets épuisés peuvent mourir sans que leur surexcitation se soit un seul instant calmée »[599]. D'ailleurs, le docteur Marandon de Montyel confirme la fréquence des accidents provoqués par l'hydrothérapie dans un article rédigé en 1893, dans lequel il raconte avoir assisté au début de sa carrière à un « horrible accident [ayant consisté à ce qu'un aliéné eut], cuit dans sa baignoire »[600].

* Les moyens techniques et la chirurgie des aliénées.

Enfin, les maladies considérées comme spécifiquement féminines font fréquemment l'objet d'interventions mécaniques en raison de la croyance selon laquelle « il existe une influence incontestable entre l'ovulation et l'état psychique de la femme »,

---

[598]« Plusieurs aliénés sont contenus par la crainte de la douche [...], quelques maniaques guérissent subitement par l'impression morale, la surprise, la secousse douloureuse et inattendue, que leur cause l'écoulement rapide et abondant de l'eau sur les yeux, la bouche, les narines, en menaçant de les asphyxier » explique l'article « Manie » du *Dictionnaire..., op. cit.*, p. 552.

[599]L'auteur conseille donc raisonnablement des bains de quatre heures maximum, cité dans l'article « Manie » du *Dictionnaire..., op. cit.*, p. 552.

[600]En effet les baignoires utilisées dans l'établissement où le docteur E. Marandon de Montyel exerce sont fermées par un couvercle pour empêcher le ou la baigneur·se d'en sortir et d'actionner les robinets d'eau. Lorsque les personnes chargées de la surveillance oublient malencontreusement de fermer l'arrivée d'eau chaude, « le pauvre aliéné [est] cuit, sa peau se détache et il [meurt] le lendemain dans d'atroces souffrances », « Asiles d'aliénés, chauffage des bains », *Annales d'hygiène publique et de médecine légale*, 3e série, n°29, 1893, p. 305.

qui justifie les opérations chez les aliénées atteintes de maladies de l'appareil génital[601]. En effet, comme nous l'avons vu, une des théories visant à expliquer les phénomènes hystériques attribue le déclenchement des crises au dysfonctionnement des ovaires, ce qui pousse le docteur Charcot par exemple à pratiquer la compression ovarienne. Cette thérapeutique peut être effectuée, soit par l'usage de bandes serrées des deux côtés du ventre[602], soit par des chenets, soit par les mains du médecin. Dans ce cas la patiente se trouve allongée sur le dos au sol et le soignant, un genou en terre, « plonge le poing fermé dans celle des fosses iliaques que l'observation antérieure lui aura démontrée être le siège habituel de la douleur ovarienne ». Pour se faire il faut « vaincre la rigidité des muscles de l'abdomen [pour que] la scène change et [que] la résolution des phénomènes convulsifs commence à se produire », puis finisse par se dissiper[603]. Selon le docteur Legrand du Saulle, cette manipulation ne présente aucun danger pour la santé des hystériques, nonobstant les quelques accidents qui ont été remarqués.

Lorsque la compression ovarienne s'est avérée inefficace, les médecins recourent enfin à l'ovariectomie, qui consiste dans la soustraction chirurgicale des ovaires. Cette opération constitue l'une des indications les plus fréquemment rencontrées dans les registrées d'entrées de la Salpêtrière des deux dernières décennies du XIXème siècle[604], en dépit de la dénonciation des conséquences très lourdes de cette pratique en 1904 par le docteur Ernest Monin :

---

[601]« Folie et maladies ovariennes », *Annales d'hygiène publique et de médecine légale*, 3e série, n°47, Paris, Baillière, 1902, p. 558.

[602]J.-M. Charcot a même mis en place un compresseur d'ovaire qui est une « sorte de corset muni d'une tige filetée terminée par une pelote dont on peut régler la pression sur le bas-ventre de la malade », Pierre Morel et Claude Quétel, *Les Médecines.., op. cit.,* p. 36. Ce type d'instrument a été utilisé pendant 36 heures sur Augustine, une hystérique entrée à la Salpêtrière le 21 octobre 1875 à l'âge de 15 et demi. Bourneville et P. Regnard, *Iconographie ..., op. cit.,* t. 2.

[603]Propos de J.-M. Charcot cité par Henri Legrand du Saulle, *Les Hystériques..., op. cit.,* p. 577.

[604] Voir par exemple, AP-HP, 1Q2/179 : Registre des entrées de la Salpêtrière, 1886-1889.

« L'ovariectomie est souvent suivie de douleurs nerveuses intolérables, diminution de l'intelligence, insomnie, mélancolie, troubles digestifs, conduisant à l'inanition progressive »[605].

En somme, les thérapeutiques employées à la Salpêtrière semblent avoir davantage pour fonction la normalisation, voire le dressage, des patientes de cet asile (à travers la domestication de leurs manifestations érotiques, la disqualification morale, sociale et sanitaire des pratiques sexuelles non-reproductives, l'institution d'un régime de surveillance et de peur, et la diffusion d'une propagande moralisatrice et édifiante) que leur guérison[606]. L'exercice de normalisation physique et mentale des prostituées est rendu possible par l'existence d'un discours normatif ayant des conséquences tangibles, tel que nous l'avons défini dans ce travail, à savoir un discours propre à la classe sociale (la bourgeoisie) et à la classe de sexe (celle des hommes) dominantes, idéologie dont les médecins et les agents de la Préfecture de police sont à la fois les garants, les producteurs et les bénéficiaires.

---

[605]Ernest Monin, *Hygiène et médecine féminines, secrets de santé et de beauté*, Paris, F. Tedesco, 1904, p. 232. On sait le rôle vital joué par les hormones dont l'action est aujourd'hui remplacée, en cas d'ovariectomie, par des hormones de synthèse.

[606]Comme le rappelle Michel Foucault, les vices ayant été « fixés héréditairement par la généalogie de l'individu, vous comprenez bien que le projet même de guérir n'a pas de sens », Michel Foucault, *Les Anormaux. Cours au Collège de France. 1974-1975*, Paris, Seuil/Gallimard, 1999, p. 298.

Conclusion

Cette analyse a montré que le placement d'office des prostituées à la Salpêtrière n'exige pas l'état d'aliénation de celles-ci, lequel état serait définit par le délire, l'agressivité, les crises ou encore un handicap physique, puisque l'enfermement peut être exécuté pour certaines de ces femmes en vertu de leurs habitudes sexuelles (telles que l'onanisme, l'inceste, la débauche et la nymphomanie) ou de leur exubérance (manifestée par du tapage, des idées ambitieuses ou encore une tendance à l'excentricité)[607]. Aussi, ces motifs de placement mettent-ils en exergue les conceptions moralistes dont ils sont issus, et révèlent-ils un intérêt limité pour la guérison des internées. Cela explique que le type de soins réservés aux personnes aliénées s'apparente plus à des châtiments qu'à des moyens thérapeutiques, et que ces soins soient dispensés au détriment même de la santé des patient·e·s. Nous avons également insisté sur la proximité institutionnelle qui existe entre la police des mœurs, l'infirmerie spéciale des aliéné·e·s et la Salpêtrière, en ce qu'elles sont toutes les trois administrées par la Préfecture de police de Paris.

De fait, après ces considérations est-il possible d'affirmer que les placements d'office des filles soumises à la demande du Préfet de police constituent bien un retour à des pratiques semblables à celles stipulées par l'ordonnance de 1684 sur l'enfermement des femmes de mauvaise vie. Toutefois, les enfermements du XIXème

[607]Nous avons dit plus haut que certaines observations médicales témoignent parfois d'un désaccord entre l'infirmerie spéciale de la préfecture de police et la Salpêtrière puisque certaines personnes, jugées « aliénées » par les médecins de la préfecture, sont considérées comme « normales » par ceux de la Salpêtrière et sont relâchées.

siècle ont ceci d'intéressant qu'ils ne sanctionnent pas les femmes vénales en ce qu'elles sont prostituées, mais en ce que leur comportement et leur apparence manifestent un irrespect des lois imposées par le régime hétérosexuel, au sens où nous l'avons défini et qui est celui que lui donne Monique Wittig[608]. En cela est-il possible de soutenir que la police de Paris agit comme un instrument de normalisation des individus à la solde du régime politique hétérosexuel, en veillant à la répartition des personnes en classes de sexe mutuellement excluantes et à sauvegarder la définition des rôles et des comportements sociaux, sexuels et physiologiques telle que donnée par le discours médical.

En ce que la médecine prescrit et forclos les identités et que la Préfecture de police se réserve le droit de sanctionner toute déviance, la pratique du commerce sexuel des femmes n'est tolérée que dans la mesure où elle ne favorise pas la débauche, où elle est mise au service du délassement des hommes (et en cela de la sauvegarde de la vertu des femmes bourgeoises) et où elle ne permet pas un affranchissement (sexuel, social et économique) de celles qui la pratiquent. En somme, la prostitution réglementée et ses avatars (la menace de l'emprisonnement, les contraintes horaires et vestimentaires, la stigmatisation et la visite obligatoire) consistent dans une institution visant à réguler les rapports entretenus par les membres des classes sociales et des classes de sexes, et ce, dans la perspective de préserver la hiérarchie sociale. Cette institution repose sur l'accumulation, par les médecins et la Préfecture de police, de connaissances sur les prostituées (soit les fichiers des agents, les écrits théoriques et les rapports adressés par les directeurs des établissements médicaux au Préfet). Selon la dialectique de

---

[608]Monique Wittig développe dans *La Pensée straight* la théorie selon laquelle «l'hétérosexualité est le régime politique sous lequel nous vivons », *La Pensée straight,* Paris, Éditions Amsterdam, 2007 (2001), p. 13.

savoir/pouvoir mise en évidence par Michel Foucault[609], ces connaissances constituent un dispositif de pouvoir ayant pour effet : sa manifestation à travers une multiplicité de rapports de force (tels qu'ils existent lors des arrestations nocturnes, des visites médicales ou encore dans les thérapeutiques de la Salpêtrière) ; sa mise en application à travers des appareils étatiques (tels que la loi de 1838 et le règlementarisme) ; son omniprésence (qui consiste en les techniques de fichage, la potentialité permanente d'une arrestation et la surveillance au sein de l'asile).

Un des intérêts de la période que nous avons étudiée (1850-1914) réside dans le fait qu'elle se situe à cheval sur deux siècles et sur deux régimes politiques aux formes très différentes (le Second Empire et la IIIème République). Cette longue périodicité permet d'apprécier les évolutions du discours médical sur l'altérité et la sexualité et des conceptions juridiques de l'aliénation et de la prostitution. Néanmoins, si les mouvements de contestation du règlementarisme et de la loi de 1838 ont permis une évolution dans les modes de prise en charge des prostituées aliénées, c'est l'inertie qui caractérise les conceptions propres au discours médico-psychiatrique sur le commerce sexuel. L'étude critique du discours scientifique est très instructive relativement à l'influence des conceptions politiques et religieuses sur les hommes pratiquant les sciences. Elle témoigne en cela des mentalités du groupe social auquel ils appartiennent à une époque historique précise.

Les études historiques et sociologiques contemporaines attestent d'ailleurs du fait que l'appréhension de la prostitution demeure encore bien souvent conditionnée par les croyances véhiculées par la médecine moderne[610]. En

---

609 Michel Foucault, *La volonté de savoir*, t.1 de *l'Histoire de la sexualité*, Saint-Amand, Gallimard, 2006 (1976), p. 123.

610 Citons par exemple Laure Adler lorsqu'elle affirme péremptoirement dans un chapitre de son livre sur *Les Maisons closes*, consacré aux amants des prostituées, que c'est exclusivement « avec

ce que ces analyses informent le rapport avec les personnes qui vendent des service sexuel et les lois qui les concernent, la persistance de stéréotypes (l'évidence du lien entre prostitution et maladie vénérienne par exemple[611]) peut avoir des conséquences dramatiques sur leur vie quotidienne. En cela, l'histoire permet de connaître l'origine et les conséquences de ces préjugés, et partant, de choisir de ne pas y souscrire.

---

eux qu'elles font leurs enfants, jamais avec les clients ». Non seulement, l'auteure ne dispose d'aucune source pour affirmer cela, mais surtout elle se contente de reprendre sans regard critique les théories des médecins sur la stérilité supposée des prostituées. *Les Maisons closes, 1830-1930. La vie quotidienne*, Paris, Hachette littératures, 1990, p. 139.

[611]Scarlot Harlot rapporte par exemple que dans l'état américain de Californie, si une personne est soupçonnée de se prostitution, elle est arrêtée afin d'être dépistée VIH-SIDA. Si le test s'avère positif, l'exercice du travail sexuel lui est interdit même avec l'usage d'un préservatif. Carol Leigh, *Unrepentant Whore: Collected Works of Scarlot Harlot*, San Francisco, Last Gasp, 2004, p. 32.

Indications bibliographiques

ARCHIVES

Archives publiques des Hôpitaux de Paris

1Q2/164-169-170-176-179-183-188-193 : Registres d'entrée à la Salpêtrière, 1849-1914.
6Q2/2-17-18-19-20-21-35-36-37-38-39-40-41-56-57-59-61-63-68-70-71-73-74 : Registres d'entrées des aliénées d'office de la Salpêtrière, 1836-1916.
6Q3/13-16-19-21 : Registre d'entrées des folles idiotes et crétines de la Salpêtrière, 1845-1895.
6Q4/1 : Registre d'entrées des aliénées d'office et volontaire de la Salpêtrière, 1896-1921.
6R/3-6-8-10-11-14-16-18-20-21-23-24-27-29-33-35-37-42-43-52-64-67-68-71-74-85-88 : Registre d'observations médicales de la Salpêtrière, 1804-1922.

Archives de la Préfecture de Police

C2A : dépôt de la Préfecture de police et salle Cusco de l'Hôtel-Dieu. N°1 à 20 : écrous des femmes,
Registres du Greffe pour la salle Cusco, non inventorié.
DA/122 : dispensaire de salubrité, budget, 1829-1883.
DA/222-223-224-225-226-227-228-229-231-232 : services des mœurs.
DA/389 : dossiers individuels concernant 45 femmes galantes.
DA/851 : réglementation, ordonnances, demande de l'abolition, 1818-1921.
DB/144 : Service médicale des prisons.
DB/218-219-220-221-222-223 : aliénés.
EB/87 : dépôt de la Préfecture de police.
Sans cote. Répertoire du Dépôt des femmes de la Préfecture de Police 1852-1873.

IMPRIMÉS

Écrits médicaux et psychiatriques sur la prostitution et la sexualité

ALIBERT D □, *Tribadisme et saphisme*, Paris, Librairie de la nouvelle France, s.d., 106 p.

ANDRADE-NEVES J. d'., *Essai sur l'influence des états utérins dans le développement de la folie*, thèse pour le doctorat de médecine, Paris, Jouve, 1895, 95 p.

BALL Benjamin, *La Folie érotique*, Paris, l'Harmattan, 2001 (1888), 157 p.

BÉRAULT Gustave, *La Maison de tolérance considérée au point de vue hygiénique et social*, Paris, Baillière, 1904, 136p.

BOSREDON Romain-Désiré-Léon, *Péril vénérien et prostitution*, thèse pour le doctorat en médecine, Bordeaux, Gounouilhou, 1906, 140 p.

BUTTE D□ Lucien, *Prostitution et syphilis. Étude d'hygiène publique. Action du Dispensaire de salubrité de la ville de Paris pendant les trente dernières années, Paris, G. Masson, 1890, 29 p.*

— *Rapport sur un projet de réglementation de la prostitution, présenté au nom de la société de prophylaxie sanitaire et morale*, Paris, Philippe Renouard, 1908, 31 p.

— « Secret professionnel et réglementation », *Annales de thérapeutique dermatologique et syphilitique*, Paris, Rudeval, 1904, p. 121-123.

COMMENGE D □ Octave, *Hygiène sociale. La prostitution clandestine à Paris*, Paris, Scleicher, 1897, XI-567 p.

— *Recherches sur les maladies vénériennes à Paris dans leurs rapports avec la prostitution clandestine et la prostitution réglementaire de 1878 à 1887*, Paris, Masson, 1890, 52 p.

CORLIEU Auguste D □, *La Prostitution à Paris*, Paris, Baillière, 1887, VI-127 p.

DANILLO S., « Recherches cliniques sur la fréquence des maladies sexuelles chez les aliénées », *Archives de neurologie. Revue des maladies nerveuses et mentales,* vol. IV, n°11, 1882, p. 171-188.

FIAUX D □ Louis, *La Prostitution cloîtrée, étude de biologie sociale*, Paris, Henri Lamertin, 1902, 254 p.

— *Sur la Prétendue stérilité des femmes ayant exercé la*

prostitution, Paris, Georges Carré, 1892, 10 p.
FODÉRÉ D □, « Prostitution », *Dictionnaire des sciences médicales*, t. 55, Paris, Panckoucke, 1820, p. 480-91.
FOURNIER Alfred P □, *Commission extraparlementaire pour l'étude du régime des mœurs. Surveillance médicale de la prostitution publique*, Clermont, Daix, 1904, 73 p.
ELLIS Havelock, *La Prostitution, ses causes, ses remèdes*, t. 5 des *Études de psychologie sexuelle*, Paris, Mercure de France, 1965 (1935), 258 p.
GARNIER Paul Dr, « Alcoolisme et criminalité», 3e série, n°45, *Annales d'hygiène publique et de médecine légale*, Paris, Baillière, 1901, p115-129.
JEANNEL D □ Julien François., *De la prostitution dans les grandes villes au XIXème siècle et de l'extinction des maladies vénériennes*, Paris, Baillière, 1868, X-416 p.
LACASSAGNE Alexandre, *Précis d'hygiène privée et sociale*, Paris, Masson, 1876, IV-560 p.
LADAME P. D □, *De la Prostitution dans ses rapports avec l'alcoolisme, le crime et la folie*, conférence publique faite à Lyon le 22 mars 1884, Neuchâtel, Secrétariat général de la Fédération, 1884, 35 p.
LAGNEAU Gustave, *Du Secret médical relativement aux maladies vénériennes*, Paris, Martinet, 1869, 7 p.
LASÈGUE Charles D □, « De la fécondité dans ses rapports avec la prostitution », *Archives générales de médecine*, 1869, série 6, n°14, p.33-36.
LAURENT Émile D□, *Les Habitués des prisons de Paris. Étude d'anthropologie et de psychologie criminelles*, Paris, Masson, 1890, XI-616 p.
— « Pathologie. Prostitution et dégénérescence », *Annales médico-psychologiques*, n°10, 1899, p. 353-379.
LEGRAIN, « Alcoolisme et prostitution », Mémoire au Congrès de la Fédération abolitionniste à Lyon, *Revue de morale sociale*, 1901.
LOMBROSO Cesare et FERRERO Guglielmo, *La Femme criminelle et la Prostituée*, Paris, F. Alcan, 1896, XVI-679 p.
MARTINEAU Louis, *Leçons sur les déformations vulvaires et anales produites par la masturbation, le saphisme, la défloration et la sodomie*, Paris, Delahaye, 1886 (1883), III-131 p.
—*La Prostitution clandestine*, Paris, Delahaye, 1885, IV-216 p.

MIREUR Hippolyte D□, *La Prostitution à Marseille. Histoire, administration et police, hygiène*, Paris, Dentu, 1882, XIII-404 p.
PARENT-DUCHÂTELET Alexandre Jean-Baptiste, *De la Prostitution dans la ville de Paris, considérée sous le rapport de l'hygiène publique, de la morale et de l'administration*, Paris, Baillière, 1837 (1836), 2 vol., XXIII-623 p et 592 p.
RHAZIS D□, *Saphistes et tribades*, Paris, s.e., 1909, 95 p.
RICHARD Émile, *La Prostitution à Paris*, Paris, Baillière, 1890, 295 p.
REUSS Louis, *La Prostitution au point de vue de l'hygiène et de l'administration en France et à l'étranger*, Paris, J. Baillière et Fils, 1889, VIII-636 p.
TARDIEU Ambroise, « Prostitution », *Dictionnaire d'hygiène publique, et de salubrité,* t.3, Paris, Baillière et Fils, 1862 (1854), 4 vol., 560 p.
TARNOWSKI Pauline, *Étude anthropométrique sur les prostituées et des voleuses*, Paris, Progrès médical, 1889, 226 p.

Hygiène, santé et folie

BAILLARGER Jules, *Discours prononcé à la séance d'ouverture, Congrès international de médecine mentale*, Paris, Donnaud, 1878, 12 p.
BAUDIN D^r^, « De l'internement et de la libération des alcooliques délirants », *Annales d'hygiène publique et de médecine légale*, Paris, Baillière, 3e série, n°43, 1900, p. 193-210.
BENON D^r^, « Alcoolisme et criminalité. Travail statistique médico-légal du service spécial des alcooliques de Ville-Évrard », *Annales d'hygiène publique et de médecine légale*, 4e série, n°7, Paris, Baillière, 1907, p. 545-551.
BERNHEIM Hippolyte, *L'Hystérie*, Paris, O. Doin et fils, 1913, IV-436 p.
BOUCHOIR M.-B. Georges D^r^, *Considérations étiologiques, cliniques et médico-légales sur la folie paralytique*, Paris, A. Parent, 1874, 43 p.
CAT Alphonse, *L'Alcoolisme chez la femme*, Paris, thèse de médecine, 1900, 110 p.
CHEVALLIER Charles Clément, *De la Menstruation*, thèse de doctorat en médecine, Paris, Rignoux, 1850, 32 p.

CHRISTIAN J. et RITTI Ant., « Paralysie générale », *Dictionnaire encyclopédique des sciences médicales*, 2e série, t. 2, Paris, Masson, 1884, p. 716-764.
COURBET Charles J.-F., *De la Menstruation dans ses phénomènes physiologiques et pathologiques*, thèse de doctorat en médecine, Paris, Rignoux, 1852, 38 p.
CULLERRE Dr, « Alcoolisme et délire des persécutions », *Annales médico-psychologiques*, 5e série, t; XIII, Paris, Donnaud, 1875, 15 p.
DEMANGE, « Rapport sur les aliénés dangereux », *Annales d'hygiène publique et de médecine légale,* 2e série, n°48, Paris, Baillière, 1877, p. 534-549.
ESQUIROL Étienne, *Aliénation mentale. Des illusions chez les aliénés. Question médico-légale sur l'isolement des aliénés,* Paris, chez Paul Renouard, 1832, 83 p.
— *De la Lypémanie ou mélancolie*, Toulouse, Privat, 1976 (1820), 197 p.
— *Des Maladies mentales considérées sous les rapports médical, hygiénique et médico-légal*, t. 2, Paris, Baillière, 1838, 218 p.
« Étude médico-légale sur l'alcoolisme », *Annales d'hygiène publique et de médecine légale*, 3e série, n°20, 1888, p. 176-179.
« Folie », *Dictionnaire encyclopédique des sciences médicales*, DECHAMBRE A. dir., 4e série, t.3, Paris, Masson, 1879, p. 271-361.
GARNIER D□ Paul, *La Folie à Paris, étude statistique, clinique et médico-légale,* Paris, Baillière, 1890, 424 p.
GIRARD de CAILLEUX, *Rapport sur les aliénés de la Seine traités dans les asiles de Bicêtre et de la Salpêtrière*, 54 p.
« Intervention chirurgicale chez les aliénés. Société de médecine légale de France, séance du 12 mai 1902 », *Annales d'hygiène publique et de médecine légale*, 3e série, n°47, Paris, Baillière, 1902, p. 543-544.
LEGRAND du SAULLE, *Le Délire des persécutions*, Paris, Plon, 1871, 524 p.
— *Les Hystériques. État physique et état mental, actes insolites, délictueux et criminels*, Paris, Baillière et Fils, 1883, 625 p.
LEY A. et CHARPENTIER RENÉ, « alcoolisme et criminalité », *Annales d'hygiène publique et de médecine légale*, 4e série, n°15, Paris, Baillière, 1911, p475-478.

MARANDON de MONTYEL Dr E., « Internement des aliénés », *Annales d'hygiène publique et de médecine légale*, 3e série, n°37, Paris, Baillière, 1897, p502-525.
MAYET Lucien, « Les différentes formes mentales de l'ivresse alcoolique », *Annales d'hygiène publique et de médecine légale*, 3e série, n°47, Paris, Baillière, 1902, p. 112-122.
MOTET A. D^r^, « Des aliénés criminels », *Annales d'hygiène publique et de médecine légale,* 3e série, n°11, Paris, Baillière, 1884, p. 5-16.
PLANÈS Augustin, *Quelques considération sur la folie à Paris, observée à l'infirmerie spéciale du dépôt de la Préfecture de police (1872-1885)*, thèse pour le doctorat de médecin, Paris, Parent, 1886, 64 p.
PRÉVAULT Jacques, *L'Internement administratif des aliénés*, Paris, Pichon, 1955, p. XI-373.
STOLTZ A. « menstruation », *Dictionnaire de médecine et de chirurgie pratiques,* Paris, Baillière, 1876, t.22, p. 209-339.

Prostitution et société

BÉRAUD A., *Les Filles publiques de Paris et la police qui les régit*, 2 vol., Paris, Desforges, 1839, 2 vol. VI-4-CVIII-260, 327 p.
BIZARD Léon, *La Vie des filles*, Paris, Grasset, 1934, 282 p.
BUTLER Josephine E., *Une Voix dans le désert*, Neuchâtel, 1876 (2e édition), 60 p.
CHOISY Maryse, *Un Mois chez les filles*, Paris, Montaigne, 1928, 254 p.
DU CAMP Maxime, *Paris. Ses organes, ses fonctions, sa vie. Dans la seconde moitié du XIXème siècle*, t. 4, Paris, Hachette, 1884 (7e édition), p. 437.
GRANPRÉ Pauline, *La Prison Saint-Lazare depuis vingt ans*, Paris, Dentu, 1889, 434 p.
GUYOT Yves, *La Prostitution. Étude de physiologie sociale*, Paris, Charepentier, 1883 (1882), II-598 p.
LECOUR Charles Jérôme, *La Campagne contre la Préfecture de police. Envisagé surtout au point de vue du Service des mœurs*, Paris, Asselin, 1881, VIII-502 p.
LUCAS Aimée, *Les Dangers de la prostitution considérés sous le rapport de l'ordre public, de la morale et de l'administration*, Paris, chez l'auteur, 2de édition, 1841, 182 p.

PIERROT Alfred, *Essai d'étude sur l'atténuation de l'alcoolisme et de la prostitution par la modification de la loi du 17 juillet 1880 sur les cafés, cabarets et débits de boissons*, Montmédy, Pierrot, 1895, 29 p.
ROUBIÈRE Léon, *Conférence sur la prostitution*, Alger, Lavagne, 1880, 16 p.
SAUTTER Donat, *La Police des mœurs et la morale,* discours prononcés à Paris, en janvier et février 1877, par Mme Joséphine Butler et MM. Humbert, Butler, Donat Sautter et le Dr Després, Paris, Sandoz, 1877, 108 p.
VILLETTE Arnaud, *Du Trottoir à Saint-Lazare. Étude sociale de la fille à Paris*, Paris, Librairie universelle, 1907, II-284 p.

ETUDES

OUVRAGES GÉNÉRAUX

Société

BARDET Jean-Pierre et BOURDELAIS Patrice et GUILLAUME Pierre, et al., *Peurs et terreurs face à la contagion. Choléra, tuberculose, syphilis : XIXème-XXème siècles*, Paris, Fayard, 1988, 442 p.
BAYON Nathalie, « Personnels et services de surveillance de la préfecture de police : de la constitution des dossiers de surveillance à la mise en forme du politique (1870-1900) », *Cultures et Conflits*, n°59, 1/2004, p.83-98.
CHEVALIER Louis, *Classes laborieuses et classes dangereuses à Paris pendant la première moitié du XIXème siècle*, Paris, 1958, XXVIII-566 p.
CORBIN Alain, *Le Miasme et la jonquille. L'odorat et l'imaginaire social, XVIIIème-XIXème siècles*, Paris, Flammarion, 1986 (1982), 336 p.
— *Le Temps, le désir et l'horreur : essais sur le XIXème siècle*, Paris, Aubier, 1991, 244 p.
DELATTRE Simone, *Les Douze heures noires. La nuit à Paris au XIXème siècle*, Paris, Albin Michel, 2000, 674 p.
GUESLIN André, *Gens pauvres. Pauvres gens dans la France du XIXème siècle*, Paris, Aubier, 1998, 314 p.

« L'Haleine des faubourgs. Ville, habitat et société au XIXème siècle », *Recherches*, n°29, 1977, 463 p.

Études sur les prostituées

ADLER Laure, *Les Maisons closes, 1830-1930. La vie quotidienne*, Paris, Hachette littératures, 1990, 260 p.
BEAUVOIS Delphine, *La Criminalité féminine enregistrée au Dépôt de la Préfecture de police de Paris sous le Second Empire, (1853-1869)*, mémoire de maîtrise d'histoire contemporaine, sous la direction de Dominique Kalifa, université de Paris VII, 1999, 185 p.
BELL Shanon, *Reading, Writing, and Rewriting the Prostitute Body*, EU, Indiana University Press, 1994, 229 p.
BENABOU Érica-Marie, *La Prostitution et la police des mœurs au XVIIIe siècle*, Paris, Perrin, 1987, 547 p.
BERLIÈRE Jean-Marc, *La Police des mœurs sous la IIIe République*, Évreux, Seuil, 1992, 264 p.
— « Police et libertés sous la IIIe République : le problème de la police des mœurs », *Revue historique*, Paris, PUF, p. 235-275.
BIZARD Léon Dr. et CHAPON Jane, *Histoire de la prison Saint-Lazare. Du Moyen-Âge à nos jours*, Paris, Boccard, 1925, XV6-278 p.
CORBIN Alain, *La Prostitution à Paris au XIXème siècle*, Alexandre parent-Duchâtelet, Paris, Le Seuil, 1981, 216 p.
— *Les Filles de noces. Misère sexuelle et prostitution (XIXème et XXème siècles)*, Paris, Flammarion, 1982 (1978), 496 p.
DAO Thuy-Lan, *La Prostitution à Paris de 1871 à 1914 : étude juridique et étude sociologique*, thèse de Doctorat en droit, Paris, 2003, 2 t., 245p et 608p.
DESCHAMPS Catherine, *Le Sexe et l'argent des trottoirs*, Paris, Hachette, 2006, 238 p.
DORLIN Elsa, « Les putes sont des hommes comme les autres », *Raisons politiques*, n°11, Paris, Cairn, 2003, p. 117-132.
ELLIS Havelock, *La Prostitution, ses causes, ses remèdes*, t. 5 des *Études de psychologie sexuelle*, Paris, Mercure de France, 1965 (1935), 258 p.
HARSIN Jill, *Policing Prostitution in Nineteenth-Century*

Paris, Princeton, Princeton university press, 1985, XXV-417 p.
HOUBRE Gabrielle, *Le Livre des courtisanes. Archives secrètes de la police des mœurs (1861-1876)*, Paris, Tallandier, 2006, 637 p.
*La Prostitution des mineur(e)s au XX*ème *siècle*, *Revue d'histoire de l'enfance « irrégulière »*, n°10, Roubaix, ENPJJ, 2008, 243 p.
MAHOOD Linda, *The Magdalenes: prostitution in the Nineteenth century*, Londres, Routledge, 1990, IX-205 p.
PHETERSON Gail, *Le Prisme de la prostitution*, Paris, L'Harmattan, 2001 (1996), 211 p.
RUBIN Gayle, *Marché au sexe,* Paris, EPEL, 2001, 175 p.
SOLÉ Jacques, *L'Âge d'or de la prostitution. De 1870 à nos jours*, Paris, Plon, 1993, 666 p.
TABET Paola, *La Grande arnaque. Sexualité des femmes et échanges économico-sexuels*, Paris, l'Harmattan, 2004, 207 p.
WALKOWITZ Judith R., "The Politics of Prostitution", *SIGNS*, n°6, 1980, pp 123-135.
— *Prostitution and Victorian Society. Women, Class and the State*, Cambridge, Cambridge University Press, 1980, VII-347 p.

Histoire du corps, de la médecine et de la psychiatrie

BARD Christine, « Le 'DB58' aux Archives dc la Préfecture de Police», *Clio, Femmes travesties : un "mauvais" genre,* n° 10, 1999, p. 130-140.
BOURNEVILLE et REGNARD P., *Iconographie photographique de la Salpêtrière*, III t., Évreux, Charles Hérissey éditeur, 1876-1880, 166 p., 232 p., 259 p.
CAROL Anne, « Esquisse d'une topographie des organes génitaux féminins : grandeur et décadence des trompes (XVIIème-XIXème siècles) », *Clio, ProstituéEs*, n°17, 2003, p. 120-128.
CHAPERON Sylvie, *Les Origines de la sexologie (1850-1900),* Paris, Louis Audibert, 2008.
CHARCOT Jean-Martin, *L'Hystérie*, textes choisis et introduction par E. Trillat, Paris, l'Harmattan, 1998 (1979), 214 p.
CORBIN Alain dir., *Histoire du corps*, t. 2 de *De la Révolution*

à la Grande guerre, Paris, Le Seuil, 2005, 442 p.
DELANEY Janice, *The Curse. A Cultural History of Menstruation*, Urbana, University of Illinois Press, 1988 (1976), 276 p.
DIAS Nélia, *La Mesure des sens. Les anthropologues et le corps humain au XIX*[ème] *siècle*, Paris, Flammarion, 2004, 352 p.
DIDI-HUBERMAN Georges, *Invention de l'hystérie. Charcot et l'iconographie photographique de la Salpêtrière*, Paris, Macula, 1982, 303 p.
DORLIN Elsa, *La Matrice de la race. Généalogie sexuelle et coloniale de la nation française*, Paris, La Découverte, 2006, 307 p.
— « Pour une épistémologie historique du sexe », *Araben, Les réceptions de la science*, n° 3, 2006, p. 8-19.
EDELMAN Nicole, *Les Métamorphoses de l'hystérique. Du début du XIX*[ème] *siècle à la Grande Guerre*, Paris, La Découverte, 2003, 344 p.
FAURE Olivier, « Les politique sociales de santé au XIXème siècle », *Vie Sociale, Le social aux prises avec l'histoire*, vol. 1, Paris, C.E.D.I.A.S, 1989, p. 29-35.
FERNANDEZ Dominique, TARDIEU Ambroise, *La Pédérastie*, CARLIER François, *La Prostitution antiphysique*, Paris, Le Sycomore, 1981, 250 p.
FINE Agnès, « Savoirs sur le corps et les procédés abortifs au XIXème siècle », *Communication, Dénatalité, l'Antériorité française, 1880-1914*, n°44, Paris, Seuil, 1986, p. 107-136.
FOUCAULT Michel, *Les Anormaux. Cours au Collège de France. 1974-1975*, Paris, Seuil/Gallimard, 1999, 351 p.
— *Histoire de la folie à l'âge classique*, Paris, Gallimard, 1972, 688 p.
— *Naissance de la biopolitique. Cours au Collège de France. 1978-1979*, Paris, Seuil/Gallimard, 2004, 355p.
— *Le Pouvoir psychiatrique. Cours au Collège de France. 1974-1975*, Paris, Seuil/Gallimard, 2003, 299 p.
— *La Volonté de savoir, t.1 de l'Histoire de la sexualité, Saint-Amand, Gallimard, 2006 (1976), 211 p.*
GARDEY Delphine et LÖWY Ilana, *L'Invention du naturel. Les sciences et la fabrication du féminin et du masculin*, Paris, OPA, 2000, 227 p.
HIMES Norman Edwin, *Medical history of contraception*, Baltimore, Williams and Wilkins, 1936, 19 p.

KNIEBILHER Yvonne et MARAND FOUQUET Catherine, *La Femme et les médecins. Analyse historique*, Paris, Hachette, 1983, 333 p.
LE NAOUR Jean-Yves et VALENTI Catherine, « Du sang et des femmes. Histoire de la menstruation à la Belle Époque », *Clio, Festins de femmes*, n°14, 2001, p. 90-98.
LÉONARD Jacques, *Archives du corps. La Santé au XIX*ème *siècle*, La Guerche-Bretagne, Ouest-France, 1986, 329 p.
— *Médecins, malades et société dans la France du XIX*ème *siècle,* Paris, Sciences en situation, 1992, p. 285.
MICALE S. Mark, *Approaching hysteria. Disease and its interpretations*, Princeton, Princeton University Press, 1995, 327 p.
MOREL Pierre et QUÉTEL Claude, *Les Médecines de la folie*, Paris, Hachette, 1985, 285 p.
NOURRISSON Didier, *Le Buveur du XIX*ème *siècle*, Paris, Albin Michel, 1990, 378 p.
O'DOWD Michael J., *The History of Medications for Women,* Carnforth, Parthenon, 2000, 450 p.
O'DOWD Michael et PHILIPP Elliot E., *The History of obstetrical and gynaecology,* Londres, New York, The Parthenon publishing group, 1994, 710 p.
SHAIL Andrew et HOWIE Gillian, *Menstruation. A Cultural History*, New York, Palgrave MacMillan, 2005, 298 p.
SICARD Monique et al., *À Corps et à raison. Photographies médicales. 1840-1920,* Paris, Marval, 1995, 110 p.
SPONGBERG Mary, *Feminizing venereal disease. The body of the prostitute in nineteenth-century medical discourse*, Houndmills, Macmillan Press, 1997, 231 p.
WEEKS Jeffrey, *Sex, Politics & Society. The Regulation of Sexuality since 1800*, Harlow, Longman House, 1989 (1981) 326 p.

Annexe N°1.

30 juin-6 juillet 1838, *Loi sur les aliénés*, IX, Bud. DLXXXI, n°74431. (extraits)

Article 2 : les établissements publics consacrés aux aliénés, sont placés sous la direction de l'autorité publique.

Article 3 : les établissements privés consacrés aux aliénés, sont placés sous la surveillance de l'autorité publique.

Article 4 : le Préfet est les personnes spécialement déléguées à cet effet par lui ou par le Ministre de l'Intérieur, le Président du tribunal, le procureur du roi, le juge de paix, le maire de la commune sont chargés de visiter les établissements publics et privés, consacrés aux aliénés.

Article 8 : les chefs préposés responsables des établissements publics et les directeurs des établissements privés et consacrés aux aliénés ne pourront recevoir une personne atteinte d'aliénation mentale s'il ne leur est remis : *primo* une demande d'admission contenant les noms, profession, âge et domicile, tant de la personne qui la formera que de celle dont le placement sera réclamé et l'indication du degré de parenté ou à défaut de la nature des relations qui existent entre elles [...], *Secundo* un certificat de médecin constatant l'état mental de la personne à placer, et indiquant les particularités de sa maladie et la nécessité de faire traiter la personne désignée dans un établissement d'aliénés et de l'y tenir renfermée.

Article 11 : quinze jours après le placement d'une personne dans un établissement public ou privé, il sera adressé au Préfet, [...], un nouveau certificat du médecin de l'établissement. [...]

Article 18 : à Paris, le Préfet de police et dans les Départements les Préfets, ordonneront d'office, le placement, dans un établissement d'aliénés de toute personne interdite, ou non interdite, dont l'état d'aliénation compromettrait l'ordre public ou la sûreté des personnes.

Article 19 : en cas de danger imminent, attesté par le certificat d'un médecin, ou par la notoriété publique, les commissaires de police à Paris, et les maires dans les autres communes, ordonneront à l'égard des personnes atteintes d'aliénation mentale, toutes les mesures provisoires nécessaires, à la charge d'en référer dans les 24 heures au Préfet, qui statuera sans délai.

Article 20 : les chefs, Directeurs ou préposés responsables des établissements, seront tenus d'adresser aux Préfets dans le premier mois de chaque trimestre, un rapport rédigé par le médecin de l'établissement, sur l'état de chaque personne qui y sera retenue, sur la nature de sa maladie et les résultats du traitement. Le Préfet prononcera sur chacune individuellement, ordonnera sa maintenue dans l'établissement ou sa sortie.

Article 21 : à l'égard des personnes dont le placement aura été volontaire, et dans le cas ou leur état mental pourrait compromettre l'ordre public, ou la sûreté des personnes, le Préfet pourra dans les formes tracées par le 2e §, de l'Article 18 décerner un ordre spécial, à l'effet d'empêcher, qu'elles ne sortent de l'établissement sans une autorisation, si ce n'est pour être placée dans un autre établissement. [...]

Annexe n°2.

Paris, le 27 septembre 1877.

À messieurs les commissaires de police de Paris et des communes du département de la Seine, le Général délégué aux fonctions de Préfet de police, Valentin.

« Depuis un certain temps, beaucoup d'entre vous ont été insensiblement amenés, le plus souvent par déférence pour les vœux des familles, à envoyer directement à l'asile de Sainte-Anne, en dehors du contrôle administratif et médical de la Préfecture de police des individus pour la séquestration immédiate desquels on invoqué à tort les prescriptions de l'article 19, attendu que leur état mental ne présent pas le danger imminent, qui seul peut justifier des mesures exceptionnelles et d'urgence. L'exécution ponctuelle de la loi du 30 juin 1838 a trop d'importance comme protection de la liberté individuelle et comme garantie pour la responsabilité administrative, en raison des critiques et des récriminations, dont sont parfois l'objet les cas de séquestration d'aliénés, pour que je ne vous mette pas en garde contre les inconvénients d'un pareil mode de procéder. [...] je crois devoir, à cette occasion, vous rappeler qu'en ce qui touche les aliénés dirigés par vous sur le dépôt de ma Préfecture, il est indispensable qu'ils soient toujours accompagnés des procès verbaux les concernant, ou bien, qu'à défaut de ces pièces, ils fassent l'objet d'un ordre d'envoi motivé très explicite et de nature à édifier sur leur état mental le médecin chargé de les examiner ».

Annexe n°3.

Pétition à l'intention de l'Assemblée nationale pour la suppression immédiate du service des mœurs.

« Considérant :

Que la formalité de la visite médicale imposée aux femmes arrêtées constitue, à la charge des agents des mœurs, une circonstance particulièrement aggravante, puisqu'elle n'aboutit à rien moins pour la femme récalcitrante qu'au *rétablissement de la torture corporelle* ;

Qu'il ne doit plus y avoir deux poids ni deux mesures et que l'article 75 de la constitution de l'an VIII ayant été abrogé, rien ne décharge plus les employés de la police de la responsabilité légale de leurs actes ;

Que la *dignité*, l'ordre et la tranquillité publics sont intéressés au *respect du principe de l'égalité* de la loi ;

Que d'ailleurs, il n'existe *aucune raison sérieuse* de mettre les prostituées hors la loi et de leur créer arbitrairement des conditions d'existence qui en font dans la société *des parias et des esclaves* ;

Que la police des mœurs, *outre l'iniquité de l'institution* et l'illégalité de ses procédés, loin de jouer un rôle moralisateur, *rive irrémédiablement au vice* les malheureuses flétries de son estampille ;

Que cette inquisition *obscène* est non seulement une tyrannie pour les femmes qu'on nomme, *par antiphrase sans doute, filles de joie*, mais constitue encore un danger permanent pour les femmes *dites honnêtes*, ainsi que des faits récents et instructifs en ont donné l'indéniable démonstration ».

Cité par Charles-Jérôme Lecour dans *La Campagne contre la Préfecture de police. Envisagé surtout au point de vue du Service des mœurs*, Paris, Asselin, 1881, p. 163.

Remerciements

Je tiens à remercier Gabrielle Houbre pour m'avoir orientée vers ce sujet qui a changé ma vie ; les conservateurs des Archives de la Préfecture de Police de Paris pour la gentillesse, leur patience et leurs conseils ; les conservateurs des Archives de l'Assistance publique des Hôpitaux de Paris pour leur aide et leurs efforts.

Je tiens à remercier Ruwen Ogien et Lilian Mathieu pour leurs écrits exigeants, nos échanges et leur attention à mon travail.

Je souhaite remercier ici Annie Sprinkle, Carol Queen, Gayle Pheterson, Audacia Ray et Jill Nagle pour leur inspiration, leur courage et leurs idées qui ont fait bouger les miennes.

Je souhaite remercier Gabrielle Schnee, Lola Gonzalez et Régis Revenin pour leur amitié, leur écoute et leurs conseils de collègues, qui m'ont fait avancer.

Je remercie ma mère pour ses relectures courageuses et généreuses et durtal pour ses relectures faites de coups de pied aux fesses.

Je remercie mes amis, frères et sœurs des Putes, du collectif Droit et Prostitution et du STRASS pour nos discussions, leurs souvenirs et leur amitié qui ont nourrit mon travail. J'embrasse particulièrement Thierry Schaffauser, maîtresse Nikita, Giulia et Sonia.

Tiphaine Besnard
Paris, le 12 mars 2010.

Table des matières

L'HARMATTAN, ITALIA
Via Degli Artisti 15 ; 10124 Torino

L'HARMATTAN HONGRIE
Könyvesbolt ; Kossuth L. u. 14-16
1053 Budapest

L'HARMATTAN BURKINA FASO
Rue 15.167 Route du Pô Patte d'oie
12 BP 226
Ouagadougou 12
(00226) 76 59 79 86

ESPACE L'HARMATTAN KINSHASA
Faculté des Sciences Sociales,
Politiques et Administratives
BP243, KIN XI ; Université de Kinshasa

L'HARMATTAN GUINÉE
Almamya Rue KA 028
En face du restaurant le cèdre
OKB agency BP 3470 Conakry
(00224) 60 20 85 08
harmattanguinee@yahoo.fr

L'HARMATTAN CÔTE D'IVOIRE
M. Etien N'dah Ahmon
Résidence Karl / cité des arts
Abidjan-Cocody 03 BP 1588 Abidjan 03
(00225) 05 77 87 31

L'HARMATTAN MAURITANIE
Espace El Kettab du livre francophone
N° 472 avenue Palais des Congrès
BP 316 Nouakchott
(00222) 63 25 980

L'HARMATTAN CAMEROUN
BP 11486
(00237) 458 67 00
(00237) 976 61 66
harmattancam@yahoo.fr

633036 - Décembre 2015
Achevé d'imprimer par

1livre.com
du rêve à la réalité !